Sabine George

Praxishandbuch CO…

Darstellung des COPM und Entwicklung
eines Praxisleitfadens zur Durchführung des Interviews
in der neurologischen Klinik

Neue Reihe Ergotherapie

Herausgeber:
Deutscher Verband der Ergotherapeuten e.V.

Reihe 10: Fachbereich Neurologie
Band 8

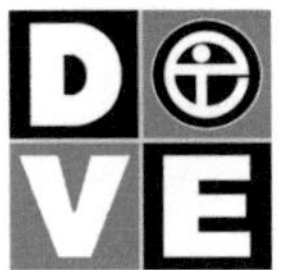

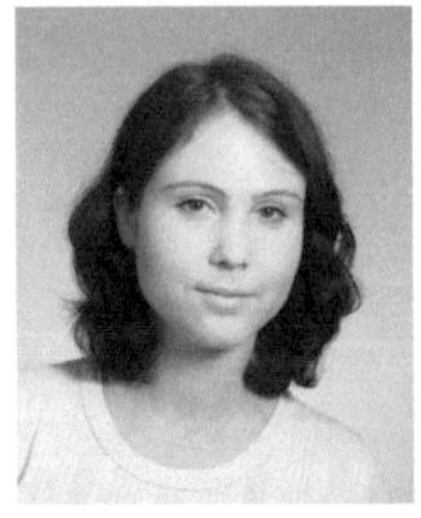

Sabine George
Ergotherapeutin und Bobath-Therapeutin, arbeitet seit 1998 am Neurologischen Krankenhaus München. Fernstudium der Sozialen Verhaltenswissenschaften und Erziehungswissenschaft. Mitarbeit in verschiedenen ergotherapeutischen und interdisziplinären Arbeitsgruppen. Interessenschwerpunkte: klientenzentrierte Therapieansätze, Assessment-Verfahren, Therapiemethoden und Qualitätsmanagement in der neurologischen Rehabilitation, wissenschaftliches Arbeiten in der Ergotherapie.

Sabine George

Praxishandbuch COPM

**Darstellung des COPM
und Entwicklung eines Praxisleitfadens
zur Durchführung des Interviews
in der neurologischen Klinik**

Diese Arbeit wurde mit dem
Ergotherapie-Preis 2002 ausgezeichnet.

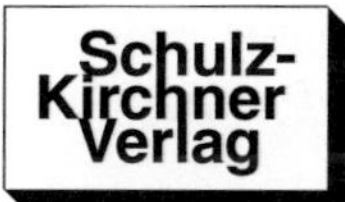

Idstein 2002

Bibliografische Information Der Deutschen Bibliothek
Die Deutsche Bibliothek verzeichnet diese Publikation in der Deutschen Nationalbibliografie; detaillierte bibliografische Daten sind im Internet über http://dnb.ddb.de abrufbar.

Besuchen Sie uns im Internet: www.forum-ergotherapie.de

1. Auflage 2002
ISBN 978-3-8248-0503-7

Umschlagentwurf: Wipper & Partner GmbH, Karlsruhe
Lektorat: Beate Kubny-Lüke
Druck und Bindung: Books on Demand, www.bod.de
Printed in Germany

Inhalt

Vorwort

Das Kanadische Modell der Occupational Performance (CMOP) wurde in den 80er und 90er Jahren entwickelt und hat seitdem einen Siegeszug in die Ergotherapie vieler Länder angetreten. In mehreren Sprachen existiert zumindest das zugehörige Assessment, das Canadian Occupational Performance Measure (COPM).
In Deutschland wurde es erstmals 1998 einer breiteren Fachöffentlichkeit vorgestellt, als eine der Autorinnen, Helene Polatajko, je ein Seminar in Heidelberg und Berlin gab. Seitdem interessieren sich immer mehr Kollegen und Kolleginnen für dieses Modell und das Erfassungsinstrument COPM; es scheint, dass es für viele genau das ist, wonach sie auf der Suche waren.
Sich auf das ureigenste Mittel der Ergotherapie zu besinnen, nämlich auf die Betätigungen, die für jeden Menschen individuell so ganz verschieden sind, ist ein probates Gegenmittel gegen die Gefahr, sich bestimmter „Rezepte" zur Behandlung zu bedienen. Diese Rückbesinnung – oder auch neue Hinwendung – macht die Verdeutlichung der eigentlichen Domäne des Berufes einfacher. Die beiden Schwerpunkte des Modells auf der individuellen Betätigung und der Klientenzentrierung können in Deutschland zu einem Paradigmenwechsel in der Ergotherapie beitragen.
Die meisten Ergotherapeutinnen und -therapeuten sind der Meinung, dass sie bereits klientenzentriert arbeiten. Wenn man sich allerdings näher mit dieser Ausrichtung beschäftigt, so wird deutlich, dass Klientenzentrierung nach dem Verständnis der kanadischen Entwickler des Modells erheblich umfassender und weiter gehend zu verstehen ist. Dass ein Klient selbst seine Ziele bestimmt, dass er selbst den Weg der Therapie festlegt und entscheidet, zu welchem Zeitpunkt die Therapie beendet werden soll – das lässt sich für eine Reihe von Therapeuten nicht mit ihrem Berufsbild vereinbaren und überschreitet die Menge an Verantwortung, die sie auf den Klienten zu übertragen sich in der Lage sehen.
Auch passt eine solche Vorgehensweise schlecht in das deutsche, hierarchisch ausgerichtete Gesundheitssystem, in dem der Patient eher eine An- bzw. Verordnung erwartet, als dass er gefragt wird, was er denn erreichen möchte. Hier einen neuen Weg mit dem Klienten einzuschlagen, in dem dieser selbst über die Ziele entscheidet, den Pfad der Therapie weist, und wo auch ein Irrtum zum Lernweg wird, erfordert viel Vertrauen des Therapeuten sowohl in die Fähigkeiten des

Klienten als auch in die eigene Vorgehensweise. Dieser Weg wird aber erleichtert durch die hohe Motivation, derer man sich auf Seiten des Klienten sicher sein kann. Es findet so eine Verschiebung der Therapeutenrolle vom Behandler zum Begleiter und Berater statt.
Hier liegt nun das große Verdienst von Sabine George, das mit der vorliegenden Arbeit deutlich wird. Sie hat nach dem ersten Kontakt mit dem CMOP und dem COPM die Initiative ergriffen und beides in die Tat umgesetzt. Anhand der über zweieinhalb Jahre gesammelten Erfahrungen mit mehreren hundert Klienten wurde die Notwendigkeit einer intensiven Auseinandersetzung mit der Vorgehensweise beim Interview erkannt.
Ihrer Überzeugung und Überzeugungskraft, einem engagierten und unterstützenden Chefarzt und einem offenen Team ist es zu verdanken, dass es zu der in diesem Buch beschriebenen Analyse und dem daraus entwickelten Leitfaden kam. Obwohl es in letzter Zeit eine Reihe von Veröffentlichungen zu Theorien oder Modellen gegeben hat, wird kaum über praxisbezogene Untersuchungen berichtet. Diese sind ungleich zeit- und arbeitsintensiver als eine theoretische Auseinandersetzung. Daher ist die Beschreibung der Anwendung eines Modells in einer neurologischen Akutklinik besonders interessant und gibt Einblick in viele Fragestellungen und mögliche Lösungsansätze. Die vorliegende Arbeit kann andere Therapeuten ermutigen, sich mit den in ihrem beruflichen Umfeld auftretenden Fragen ebenfalls intensiver zu befassen. Wünschenswert für die Zukunft wäre, dass vermehrt explorative und empirische Forschungsarbeiten durchgeführt und der Öffentlichkeit vorgestellt werden. Nur so kann eine gesicherte wissenschaftliche Basis für ergotherapeutisches Handeln entstehen.
Wir dürfen sicher gespannt sein auf weitere Veröffentlichungen der Autorin, vielleicht sogar auf eine Weiterentwicklung des hier beschriebenen Leitfadens. Zu wünschen wäre ihr ein intensiver Austausch mit ähnlich ausgerichteten Kolleginnen und Kollegen, der für die gesamte Ergotherapie in diesem Land von Nutzen wäre.

Barbara Dehnhardt
Angela Harth

Im Mai 2002

Danksagung

Ich danke dem Ergo-Team des NKM unter Leitung von Sonja Weidner für die Unterstützung bei der Entstehung dieser Arbeit und die Unterstützung der Projektgruppe COPM.

Die Entwicklung und Weiterentwicklung des Praxisleitfadens des NKM resultiert aus einem fortlaufenden Prozess intensiver Auseinandersetzung mit dem COPM durch die Projektgruppe – Saskia Hochkirchen, Nicole Lojewski, Lilli Olek, Mascha Rehbein und Susanne Schmidt. Ohne die gute Zusammenarbeit und Beiträge jeder Einzelnen wäre diese Arbeit nicht möglich gewesen.

Mein besonderer Dank gilt Susanne Schmidt, Gerlinde Böck und Nicole Lojewski für das Korrekturlesen einzelner Teile, Barbara Dehnhardt für ihre detaillierte Korrektur des gesamten Praxishandbuchs sowie Dr. Mario Prosiegel und Angela Harth für die Unterstützung der Projektgruppe und ihre umfassende fachliche Beratung bei der Entstehung der vorliegenden Arbeit.

Schließlich danke ich den Autoren des COPM, insbesondere Helene Polatajko, Sue Baptiste und Mary Law, für ihre Aufgeschlossenheit und die Bereitschaft, immer neue Fragen zu diesem Thema zu beantworten.

Vorbemerkungen

Die in der vorliegenden Arbeit verwendeten Begrifflichkeiten sind nicht immer kongruent mit der Terminologie des COPM in seiner zweiten Auflage (CAOT, 1998a, b) und der dritten Auflage des Manual (CAOT, 1998c, d) in ihrer ersten deutschen Übersetzung von 1999[1] oder anderen deutschsprachigen Publikationen. Daher sind sie an dieser Stelle kurz den Begriffen des deutschsprachigen COPM und Handbuchs von 1999 sowie den Bezeichnungen im englischen Original gegenübergestellt. Bei der ersten Erwähnung im Text wird jeweils die englische Bezeichnung in Klammern angeführt, um Unklarheiten weitgehend zu vermeiden.

Für den Begriff „Occupational Performance Probleme" wird generell die Bezeichnung **„Betätigungs-Performanz-Belange"** bzw. **„Betätigungs-Performanz-Anliegen"** verwendet, stellvertretend die englische Abkürzung **„OPI(s)"**.
Die neutrale Bezeichnung als „Belange" bzw. „Anliegen" resultiert aus der Überlegung, dass es sich um subjektiv wichtige Tätigkeiten handelt. Kein Therapeut könnte Belange und Anliegen eines anderen Menschen benennen. Probleme dagegen könnten sowohl aus Sicht des Therapeuten („objektiv") als auch der des Klienten („subjektiv") identifiziert werden. Die Bezeichnung „Anliegen" erscheint positiver und rückt die Verantwortung und Entscheidungsfähigkeit des Individuums in den Vordergrund. Auch von anderen Autoren wird aus verschiedenen Gründen der Begriff „Occupational Performance Issues (OPIs)" vorgeschlagen (Stanton et al., 1997, S. 64) bzw. v.a. in der neueren Literatur ohne nähere Angaben verwendet (Fearing et al., 1998; Law & Mills, 1998; Fedden et al., 1999; Fearing & Clark, 2000).

Worte wie Betätigung, Aktivität, Aufgabe, Tätigkeit, Handlung usw. sind oft unterschiedlich definiert (Hagedorn, 1997; CAOT, 1997). Hier ist der Begriff **„Tätigkeit"** für die Gesamtheit von Aktivitäten, Aufgaben und Betätigung oder stellvertretend für einen dieser Begriffe gebraucht. Die Bezeichnungen **Aktivität**, **Aufgabe** und **Betätigung** erfolgen an den Definitionen der CAOT orientiert.

---

1 Die hier verwendeten Bezeichnungen für die Bereiche und Teilbereiche der Betätigungs-Performanz im COPM-Bogen sind kongruent mit der von den Übersetzerinnen (B. Dehnhardt, A. Harth & A. Meyer) überarbeiteten deutschen Fassung von 2001 (CAOT, 1998b).

Die Begriffe **„Patient“** und **„Klient“** werden gleichbedeutend verwendet, wenn vom Patienten selbst gesprochen wird. Der Begriff „Klient“ kann jedoch anders als der Begriff „Patient“ auch für dessen Bezugspersonen oder seine Umwelt (Pollock & McColl, 1999) verwendet werden, sofern auch diese zum „Klienten“ der Ergotherapie werden (vgl. 3.1.1). Da der klientenzentrierte Ansatz oft ein multidimensionales Arbeiten erfordert, das die Familie und das Umfeld des Patienten einbezieht, wird hier nur der Begriff **„klientenzentriert“** gebraucht, nicht jedoch **„patientenzentriert“**.

Die Begriffe **„Therapeut“** und **„Interviewer“** sowie **„Patient/Klient“** und **„Befragter“** werden synonym verwendet.

Personenbezeichnungen erfolgen der besseren Lesbarkeit halber stets in der maskulinen Form des grammatikalischen Geschlechts, außer es wird von konkreten (anonymisierten) Klientinnen oder Therapeutinnen gesprochen.

In Zitaten ist die jeweils verwendete deutsche Rechtschreibung beibehalten.

Bezeichnung im Text	Primärliteratur (englisch)	Begriff im COPM-Handbuch und COPM (erste deutsche Übersetzung von 1999)
Betätigung	Occupation	Occupation / Betätigung
Betätigungs-Performanz (BP / OP)	Occupational Performance (OP)	Occupational Performance (OP)
Betätigungs-Performanz-Anliegen/ Betätigungs-Performanz-Belange / OPI(s); z.T. auch Betätigungs-Performanz-Probleme (s.o.)	Occupational Performance Problem(s) / Occupational Performance Issue(s) (OPI(s))	Occupational-Performance-Problem(e)
Bewertung/Einstufung der Wichtigkeit, Priorisierung	Prioritize Occupational Performance Issues	Einstufung der Wichtigkeit
Eigene körperliche Versorgung (als der erste Unterpunkt im Bereich Selbstversorgung im COPM-Bogen)	Personal Care	Selbstversorgung (als der erste Unterpunkt im Bereich Selbstständigkeit im COPM-Bogen)
Freizeit	Leisure	Freizeitverhalten (als einer der drei Bereiche der Betätigungs-Performanz im COPM-Bogen)
Kanadisches Modell (der Occupational Performance) (CMOP)	Canadian Model of Occupational Performance (CMOP)	Canadian Model of Occupational Performance (CMOP)
Occupational Performance Process (OPP)	Occupational Performance Process (OPP)	COPM-Prozess
Occupational Performance Process Model (OPPM)	Occupational Performance Process Model (OPPM)	Modell des Occupational Performance Prozesses
Performanz-Komponenten	Performance Components / Components of Performance	Performance Komponenten
Ruhige Erholung	Quiet Recreation	Ruhige Freizeit (als erster Unterpunkt des Freizeit-Bereichs im COPM-Bogen)
Selbstversorgung	Self Care	Selbstständigkeit (als einer der drei Bereiche der Betätigungs-Performanz im COPM-Bogen)
teil- / semistandardisiertes Interview	semi-structured interview	halbstrukturiertes Interview

„The client-centred approach appears to be the way of the future but it is difficult to practice for many therapists."
Toomey et al., 1995

1 Einleitung

Die Einbeziehung des Patienten in seine Rehabilitation gewinnt auch in Deutschland an Bedeutung (BGM, 2001). Zunehmend wird erkannt, dass der individuelle biopsychosoziale Kontext noch mehr als bisher berücksichtigt werden muss, um eine optimale Reintegration des Einzelnen in sein soziales Umfeld zu ermöglichen. Denn über die Fähigkeiten, welche ein Mensch für die möglichst autonome und zufrieden stellende Bewältigung seines individuellen Alltags benötigt, können letztlich nur er selbst oder seine Bezugspersonen Auskunft geben.

Um einen bedarfsorientierten, effizienten und effektiven Einsatz von Ressourcen gewährleisten zu können, müssen die Betroffenen verstärkt in die Zielsetzung und Planung rehabilitativer und therapeutischer Maßnahmen einbezogen werden. Diese Forderung bezieht sich vorrangig auf den Alltag, d.h. die Ebene der Aktivitäten und Partizipation der ICF (WHO, 2001), und somit das Arbeitsfeld von Ergotherapeuten.

Ein ganzheitliches Denken unter Berücksichtigung des individuellen Kontextes wird von vielen Ergotherapeuten als wesentliches Kennzeichen ihres Berufs betrachtet (McColl, 1994). Von daher haben wir nun die Chance und Aufgabe, dieses Wissen einzubringen, um den Wandel im Gesundheitswesen hin zu den benötigten multidimensionalen Ansätzen aktiv mit zu tragen und zu gestalten.

Eine Möglichkeit dies zu tun wäre die Arbeit nach dem klientenzentrierten Canadian Model of Occupational Performance (CMOP; CAOT, 1997). Ziel von Ergotherapie ist nach diesem Modell, für den Einzelnen sinn- und bedeutungsvolle Betätigung zu ermöglichen. Es zeigt, wie die Fähigkeit, individuell benötigte Tätigkeiten zufrieden stellend auszuführen mit Eigenschaften der Person sowie Faktoren der Umwelt interagiert. Von daher kann es Ergotherapeuten aller Fachbereiche dabei unterstützen, einen multidimensionalen Therapieansatz unter Einbeziehung des individuellen Kontextes zu praktizieren und weiter zu verbreiten.

Das Modell wurde ursprünglich im Zuge der Erarbeitung nationaler Leitlinien zur Qualitätssicherung für kanadische Ergotherapeuten entworfen. Es erleichtert Klinisches Reasoning, d.h. die Analyse und Reflexion der praktischen Arbeit. Es gibt Hinweise zur optimalen Gestaltung ergotherapeutischer Prozessqualität und bietet mit dem COPM (Canadian Occupational Performance Measure; CAOT, 1998a) ein umfassendes und diagnoseunabhängiges Assessment-Instrument zur Erfassung des alltagsrelevanten Therapieerfolges aus Sicht des Klienten. Im COPM-Interview werden dessen individuelle Bedürfnisse erfragt. Sowohl die Planung als auch die Gestaltung der Therapie können somit verstärkt auf vom Einzelnen benötigte Tätigkeiten und alltagsrelevante Fertigkeiten abzielen.

Das COPM wird mittlerweile weltweit in über 20 Ländern verwendet. Seit knapp drei Jahren liegt nun auch eine deutsche Übersetzung vor. Die zunehmende Häufigkeit, mit der es bei Kongressen Thema ist, die große Anzahl ergotherapeutischer Diplomarbeiten, die sich mit dem kanadischen Modell befassen und das steigende Angebot an Fortbildungen lassen vermuten, dass sich dieser Ansatz auch bei deutschen Ergotherapeuten wachsender Beliebtheit erfreut. Allerdings liegen keine Zahlen vor, inwieweit er tatsächlich bereits angewandt wird. Seine Umsetzung ist den Erfahrungen der Autorin zufolge nicht immer einfach, zumal die vorhandene Literatur in Bezug auf solche Fragen relativ wenig Auskunft gibt.
Für eine erfolgreiche Implementierung von CMOP und COPM erscheint es daher wichtig, bei der Diskussion des COPM vermehrt praktische Aspekte zu berücksichtigen.

Aus diesem Grund soll die vorliegende Arbeit einen Einblick in die praktische Arbeit mit dem COPM geben und den Einstieg in seine Anwendung erleichtern. Sie schildert die Erfahrungen mit diesem Assessment-Instrument, welche im Verlauf von zweieinhalb Jahren in einer neurologischen Klinik in den Behandlungsphasen Frührehabilitation bis zu teilstationärer Rehabilitation gesammelt wurden.

Kennzeichnende Eigenschaften des COPM wie sein Fokus auf der Ebene von individuell benötigter Betätigung lassen es als wertvolle Ergänzung bisher verwendeter Assessment-Verfahren erscheinen. Darüber hinaus führte die Einbeziehung des Klienten in die Zielsetzung der Therapie zu Veränderungen bei Klienten, in Bezug auf die ergotherapeutische Leistungserbringung sowie auf das Verständnis von Ergotherapie, welche insgesamt als sehr positiv empfunden werden. Ergotherapie kann mehr als bisher auf den individuellen Bedarf ausgerichtet und damit effizienter und effektiver werden. Therapeuten erhalten ein wertvolles Instrument zur Reflexion der Prozessqualität ihrer Leistungserbringung und zur Erfassung des alltagsrelevanten Outcome aus Sicht des Klienten. Ist es mit dem Patienten selbst nicht durchführbar, bestehen andere Möglichkeiten zum Einsatz des COPM, wie die Durchführung mit Bezugspersonen oder seine Verwendung als unterstützendes „Therapiemedium".

Allerdings hat das COPM auch Fragen aufgeworfen, welche v.a. die Anwendung des Instruments mit kognitiv beeinträchtigten Menschen, in akuten Krankheitsstadien sowie die Durchführung des Interviews betreffen. Insbesondere erschien problematisch, inwieweit und wie in der praktischen Arbeit seine Objektivität gewährleistet werden könne, zumal die Interrater-Reliabilität nicht belegt zu sein scheint. Die Schwierigkeiten führten im beschriebenen Setting zu einer intensiven Auseinandersetzung mit dem Messinstrument und der Entwicklung eines Interview-Leitfadens. Dieser soll die größtmögliche Vergleichbarkeit der Erhebungssituation und Vorgehensweise einzelner Therapeuten bei der Befragung gewährleisten. Er erleichtert die Interviewer-Schulung und gibt Antwort auf häufige Fragen in der Anwendung des COPM.

Die Überlegungen zur Entwicklung des Leitfadens, die in der vorliegenden Arbeit erörtert werden, führen wiederum zu neuen Fragen, die im Zuge einer vertieften theoretischen und methodischen Ausei-nandersetzung mit dem COPM zu diskutieren sein werden. Hier erscheint weiterführende Forschung notwendig, um in der klinischen Tätigkeit eine fundierte Anwendung des COPM gewährleisten zu können. Erst eine Verknüpfung von Theorie und Praxis wird es ermöglichen, das gesamte Potenzial des klientenzentrierten Ansatzes für Deutschland nutzbar zu machen.

2 Grundlagen

2.1 Das Canadian Model of Occupational Performance (CMOP) und das Canadian Occupational Performance Measure (COPM)

Das **COPM (Canadian Occupational Performance Measure;** CAOT, 1998a,b) ist ein diagnoseunabhängiges Assessment-Instrument in Form eines teilstandardisierten Interviews. Es ermöglicht eine klientenzentrierte Festlegung der Therapieschwerpunkte und -ziele sowie die Evaluation von Veränderungen in Performanz und Zufriedenheit aus Sicht des Klienten bezüglich für ihn in seinem individuellen Alltag wichtiger Tätigkeiten.

Entwickelt wurde es vom kanadischen Berufsverband der Ergotherapeuten (CAOT) in Zusammenarbeit mit dem kanadischen Ministerium für Gesundheit und Soziales (DNHW). Diese gründeten 1980 eine Arbeitsgruppe, um Richtlinien für ergotherapeutische Qualitätssicherung in Kanada aufzustellen, die zudem klientenzentriert sein sollte. Im Rahmen dieses Projektes erarbeiteten sie ein konzeptionelles Modell **(CMOP, Canadian Model of Occupational Performance,** CAOT, 1991; 1997), mit Hilfe dessen ergotherapeutisches Handeln beschrieben und analysiert werden kann. Nach dem CMOP kann Ergotherapie als Dienstleistung gesehen werden, die der Klient in Anspruch nimmt, um seine Betätigungs-Performanz zu verbessern. Ergotherapeutische Ergebnisqualität würde demnach v.a. danach bemessen, wie gut sie die subjektiv erlebte Betätigungs-Performanz des Einzelnen verbessern hilft.

Nach einer Überprüfung von 136 damals vorhandenen Assessment-Instrumenten kam die Arbeitsgruppe zu dem Ergebnis, dass keines alle Kriterien erfüllte, die aus ihrer Sicht zur Messung von Betätigungs-Performanz notwendig gewesen wären. Aus diesem Grund entwickelte sie das COPM.
Die Idee zu dessen Einführung in Deutschland stammt von A. Harth, welche bereits 1996 einen deutschen Artikel veröffentlichte (Harth, 1996). In die Praxis umgesetzt hat sie den Gedanken zusammen mit B. Dehnhardt und A. Meyer. Gemeinsam gaben sie 1999 das COPM und das Manual in ihrer deutschen Übersetzung heraus.

CMOP und COPM sind eine Hilfe zur Umsetzung der Leitlinien für klientenzentrierte Ergotherapie der CAOT (CAOT, 1991)[1].
Dem CMOP ist exakt ein Messinstrument zugeordnet, dessen Inhalt und Zweck wiederum durch das Modell erläutert werden können. Von daher schließt Bosch (1995) auf eine gute Inhaltsvalidität des COPM. Die Kenntnis des Modells ist dadurch auch Voraussetzung zum Verständnis dessen, was mit diesem Instrument überhaupt erfasst bzw. gemessen werden kann. Daher werden seine wichtigsten Grundzüge kurz dargestellt.
Ergotherapie hat zum Ziel, Menschen die möglichst selbstständige und in Bezug auf die Ausführung von Tätigkeiten zufrieden stellende Bewältigung ihres Alltags in ihrem jeweiligen sozialen Umfeld zu ermöglichen. Tätigkeiten, die Menschen in ihrem Leben ausführen möchten, müssen oder deren Durchführung von ihnen erwartet wird, lassen sich nach dem kanadischen Modell einem der drei **Bereiche der Betätigungs-Performanz (Occupational performance areas)**, ‚Selbstversorgung, Produktivität oder Freizeit' zuordnen. Diese Bereiche sind im COPM-Bogen wiederum jeweils in drei Unterpunkte gegliedert, wie sie der folgenden Tabelle (Abb. 1) zu entnehmen sind.

	Betätigungs-Performanz-Bereiche (im CMOP & COPM)		
	Selbstversorgung	**Produktivität**	**Freizeit**
Unterpunkte/ Teilbereiche *(im COPM)*	Eigene körperliche Versorgung	Bezahlte / unbezahlte Arbeit	Ruhige Erholung
	Mobilität	Haushaltsführung	Aktive Freizeit
	Regelung persönlicher Angelegenheiten	Spiel / Schule	Soziales Leben

Abb. 1: Die drei Bereiche der Betätigungs-Performanz nach dem CMOP mit ihren im COPM-Bogen aufgeführten Unterpunkten / Teilbereichen

1 Im Rahmen dieser Arbeit muss es genügen, an entsprechender Stelle auf die Zusammenhänge von COPM und klientenzentrierter Haltung des Therapeuten hinzuweisen. Es empfiehlt sich für jeden, der ernsthaft mit dem COPM arbeiten möchte, sich vertieft mit den Gedanken der Klientenzentriertheit zu befassen. Einen guten Einstieg geben Law (1998a) und Sumsion (1999a).

Als **Betätigungsverhalten (Occupational Behaviour)** eines Menschen bezeichnet man die Gesamtheit aller Tätigkeiten, die der Betreffende in einem bestimmten Abschnitt seines Lebens ausführt. Es umfasst sowohl Tätigkeiten, die täglich oder sehr häufig getan werden (z.B. Zähne putzen) als auch solche, die ein Mensch weit seltener ausführt, die aber dennoch Bedeutung für ihn haben (z.B. in den Urlaub fahren). Das individuelle Betätigungsverhalten entsteht nach dem kanadischen Modell aus der ständigen wechselseitigen und dynamischen Interaktion zwischen den Betätigungen eines Menschen, seiner Umwelt und der Person.

Die **Umwelt (Environment)** umfasst dabei physische, soziale, institutionelle und kulturelle Anteile.
Die Eigenschaften der **Person** sind im CMOP unterteilt in physische, kognitive und affektive **Performanz-Komponenten (Components of Performance / Performance Components)** sowie die **Spiritualität (Spirituality)**, die – etwa vorstellbar wie der Wesenskern eines Menschen[2] – entscheidend mitbestimmt, welche Betätigungen für einen Menschen Bedeutung besitzen.

Durch **Betätigung (Occupation)** ist der Mensch in der Lage, seine Umwelt zu verändern. Durch Betätigung macht er aber auch Erfahrungen kognitiver, affektiver und sensomotorischer bzw. physischer Art, d.h. er lernt, er verändert sich selbst.
Profanes Beispiel:

Ein Mensch, der sich bisher die Zähne immer mit einer „normalen" Zahnbürste *(Komponente der physischen Umwelt)* geputzt hat, bekommt von seiner Schwiegermutter *(Teil der sozialen Umwelt)* – aus welchen Gründen auch immer – eine elektrische Zahnbürste geschenkt *(Veränderung der physischen Umwelt)*. Er probiert sie aus und hat den Eindruck, damit effektiver Zähne putzen zu können (Veränderung kognitiver Performanz-Komponenten). Von diesem Zeitpunkt an benutzt er nur noch die elektrische Zahnbürste *(Veränderung des Betätigungs-*

2 Allerdings wird der Begriff der „Spiritualität" von verschiedenen Autoren jeweils etwas unterschiedlich dargestellt und interpretiert (vgl. z.B. Urbanowski & Vargo, 1994; Egan & DeLaat, 1997). Für ein Praxishandbuch soll diese knappe Umschreibung genügen.

verhaltens), zu deren Handhabung er etwas andere Bewegungsmuster benötigt als zuvor beim Zähne putzen *(Veränderung physischer Performanz-Komponenten).* Die elektrische Zahnbürste verbraucht Batterien, wodurch der Mensch infolge seines neuen Betätigungsverhaltens wiederum die Umwelt verändert, öfter Batterien kaufen muss als zuvor *(Veränderung im Betätigungsverhalten)* etc.
Das Beispiel dürfte bereits in dieser Form ausreichend sein, um zu verdeutlichen, dass Betätigung, Umwelt und Person eng interagieren.

Unter **Betätigungs-Performanz (Occupational Performance) (BP / OP)**[3] versteht man die Fähigkeit eines Menschen, Betätigungen aus den drei Bereichen ‚Selbstversorgung, Produktivität und Freizeit', die seiner Person und seinem Umfeld (z.B. der Kultur) entsprechen, auszuwählen, sie so zu planen, zu organisieren und auszuführen, wie er es **muss** (z.B. gibt es bestimmte Gesetzmäßigkeiten, wie eine Steuererklärung ausgefüllt sein muss, es handelt sich hier um eine Anforderung der institutionellen Umwelt in einem bestimmten Kulturkreis), **möchte** (z.B. hat jeder Mensch bestimmte Gewohnheiten, Tätigkeiten auszuführen, er hat Vorlieben für Hobbys, Sportarten u.Ä.) oder wie es von ihm **erwartet wird** (z.B. bestehen entsprechend den Rollen, welche ein Mensch zu einem Zeitpunkt seines Lebens innehat, von Seiten seiner sozialen Umwelt wie Familie, Kollegen, Vereinsmitglieder u.A. bestimmte Erwartungen an sein Verhalten).
Als wichtig für eine optimale Betätigungs-Performanz gilt auch ein insgesamt ausgewogenes Verhältnis von Betätigung in den Betätigungs-Performanz-Bereichen ‚Selbstversorgung, Produktivität und Freizeit'.

Was Betätigungs-Performanz für den Einzelnen bedeutet, ist interindividuell unterschiedlich. Jeder Mensch hat sein spezifisches Betätigungsverhalten, das sich aus verschiedenen Tätigkeiten konstituiert, die für ihn eine jeweils andere Wichtigkeit besitzen und die er mit größerer oder geringerer Häufigkeit ausführt.
Betätigungs-Performanz differiert auch intraindividuell, denn das Betätigungsverhalten ändert sich im Laufe des Lebens („life span development", Fearing et al., 1997, S. 12; „occupational life course", Law et al., 1997, S. 48). In der Kindheit sieht es i.d.R. anders aus als im Erwachsenenalter, bei älteren anders als bei jungen Erwachsenen.

3 Die genaue Definition findet sich in Abschnitt 4.1.

In der Kindheit könnten z.B. Betätigungen aus dem Unterpunkt ‚Spiel/ Schule' ein wichtiger Aspekt der Betätigungs-Performanz sein. Im Erwachsenenalter könnte dagegen für viele Menschen der Bereich ‚Bezahlte/unbezahlte Arbeit' eine große Rolle spielen, während sie möglicherweise kaum Tätigkeiten ausführen, die dem Bereich ‚Spiel/ Schule' zuzuordnen sind. Für Menschen, die bereits in Rente sind, kann wiederum der Freizeit-Bereich größere Bedeutung erlangen als in ihrem Leben als Berufstätige.

Das Betätigungsverhalten – und mit ihm die Faktoren, die der Betätigungs-Performanz zugrunde liegen – ändert sich auch in Abhängigkeit von der Umwelt.

Zieht ein Mensch in einen anderen Kulturkreis, muss er evtl. Tätigkeiten neu erlernen, z.B. das Essen mit Stäbchen. Verändern sich seine sozialen Rollen, z.B. weil er Vater wird, seinen Arbeitsplatz wechselt, mit dem Golfspielen beginnt usw., resultieren daraus neue Erwartungen an sein Verhalten.

Schließlich ist das Betätigungsverhalten auch abhängig von der Spiritualität eines Menschen, welche Neigungen, Vorlieben und Interessen entscheidend mit beeinflusst, sowie von den Performanz-Komponenten der Person. Infolge einer akuten Erkrankung, wie z.B. einem Schlaganfall, können verschiedene Performanz-Komponenten beeinträchtigt werden, z.B. physische Performanz-Komponenten infolge einer Hemiparese, affektive im Rahmen einer depressiven Verstimmung oder einer Veränderung des Antriebs und kognitive durch eine Beeinträchtigung der Aufmerksamkeitsleistungen, des Gedächtnisses usw. Der Betroffene ist gezwungen, sein bisheriges Betätigungsverhalten zu verändern. Manche Tätigkeiten kann er evtl. überhaupt nicht mehr ausführen, andere langsamer und mühsamer als bisher. Die Betätigungs-Performanz ist beeinträchtigt.

Nach dem kanadischen Modell ist es Aufgabe und Ziel der Ergotherapie, Menschen zu befähigen, ihre Betätigungs-Performanz zu verbessern. Da ja jeder Mensch nur selbst sagen kann, woraus diese sich konstituiert, d.h. welche Betätigungen wichtig für ihn sind und wie er sie ausführen muss, soll oder möchte, muss der Ergotherapeut dies zunächst herausfinden, bevor er beginnt, mit ihm Wege zur Verbesserung seiner Betätigungs-Performanz zu erarbeiten (vgl. 2.2). Das COPM ist eine Möglichkeit das zu tun. Es ist so konzipiert, dass es Therapeuten helfen kann, das Modell in die Praxis umzusetzen (Law et al., 1990).

Während der **ersten Erhebung des COPM** benennt der Klient im Interview für jeden der Bereiche der Betätigungs-Performanz mit den aufgeführten Unterpunkten die zu diesem Zeitpunkt in seinem Alltag bestehenden Schwierigkeiten, d.h. seine **Betätigungs-Performanz-Belange (Occupational Performance Issues (OPIs) bzw. Occupational Performance Problems)**. Anschließend bewertet er die momentane Wichtigkeit jedes dieser Anliegen auf einer ordinalen Skala von eins (unwichtig) bis zehn (sehr wichtig). Aus allen bisher genannten wählt er im nächsten Schritt eines bis maximal fünf aus, die für ihn momentan als die seine Betätigungs-Performanz am stärksten beeinträchtigenden im Vordergrund stehen. Dabei spielt es keine Rolle, welchem Bereich der Betätigungs-Performanz sie zuvor zugeordnet wurden, d.h. er kann durchaus fünf Anliegen in Bezug auf die eigene körperliche Versorgung auswählen, ebenso gut insgesamt nur eines oder z.B. auch ein OPI aus dem Bereich ‚Mobilität', zwei welche die Haushaltsführung betreffen und eines aus dem Unterpunkt ‚Aktive Freizeit'. Diese Auswahl bleibt dem Klienten überlassen, denn nach dem kanadischen Ansatz gilt er als Experte für die Faktoren, aus denen sich seine Betätigungs-Performanz zusammensetzt. Demzufolge ist es seine Entscheidung, welche am ehesten verändert werden müssten, damit er die Anforderungen seines Alltags besser bewältigen kann. Der Therapeut hat dabei – wie im gesamten Prozess einer klientenzentrierten Therapie – unterstützende Funktion, z.B. indem er den Klienten so informiert, dass er zu fundierten Entscheidungen gelangen kann, und ein Setting schafft, in dem er befähigt wird, seine Betätigungs-Performanz-Anliegen zunehmend selbstständig zu bewältigen.

Für die von ihm benannten, im Vordergrund stehenden Betätigungs-Performanz-Belange beurteilt der Klient die Performanz, d.h. wie gut deren Ausführung momentan gelingt, und die Zufriedenheit mit dieser Performanz. Beide Bewertungen erfolgen wiederum auf einer Ordinalskala von eins (sehr schlechte Performanz bzw. überhaupt nicht zufrieden) bis zehn (sehr gut bzw. sehr zufrieden) und gelten zusammen als Maß für die subjektiv erlebte Betätigungs-Performanz in Bezug auf das jeweilige OPI. Die Berechnung der Durchschnittswerte von Performanz und Zufriedenheit ergibt einen Gesamtscore für die vom Einzelnen erlebte Betätigungs-Performanz in diesem Moment.

Zu einem von Klient und Therapeut bei der ersten Erhebung vereinbarten Zeitpunkt, d.h. nach einigen Wochen oder spätestens zum Abschluss der Ergotherapie, beurteilt der Betreffende nochmals Performanz und Zufriedenheit in Bezug auf die ein bis fünf ausgewählten OPIs **(zweite Erhebung des COPM)**. Die Differenzen der Werte zwischen erster und zweiter Erhebung zeigen die subjektiv erlebte Veränderung der Betätigungs-Performanz des Klienten in Bezug auf diese Anliegen.

Für die englische Version des COPM gelten mit Ausnahme der Interrater-Reliabilität (vgl. 4.4) die Testgütekriterien als belegt.

Bei der Überprüfung von Konstrukt- und Kriteriumsvalidität wurden z.T. signifikante Korrelationen der Werte von Performanz und Zufriedenheit mit denen anderer standardisierter Assessment-Instrumente gefunden.

Dazu gehören u.a. Functional Independence Measure (FIM; Keith et al., 1987, überprüft durch Chan & Lee, 1997), SF-36 (Short Form-36; Ware & Sherbourne, 1992, überprüft durch Bosch, 1995), Life Satisfaction Scale (LSS; Michalos, 1979), Reintegration to Normal Living Index (RNL; Wood-Dauphinee et al., 1988) und die Structured Activities of Independent Living Scale (Mahurin et al., 1991, alle überprüft durch McColl et al., 1999). Für die zweite Erhebung des COPM und eine Follow-up-Untersuchung fanden Carpenter et al. (2001) signifikante Korrelationen zum Beck Anxiety Inventory (BAI; Beck & Emery, 1985), Beck Depression Inventory (BDI; Beck et al., 1961), der Oswestry Disability Scale; Fairbank et al., 1980), dem Pain Self-Efficacy Questionnaire (PSEQ; Nicholas, 1989) und der Pain Visual Analogue Scale (PVAS; Jensen et al., 1986; alle überprüft durch Carpenter et al., 2001).

Ebenso fanden sich mehrfach Hinweise auf die Sensitivität des COPM, d.h. seine Fähigkeit, Veränderungen in Bezug auf die Werte für Performanz und Zufriedenheit zwischen erster und zweiter Erhebung zu erfassen. Ein Überblick über verschiedene Untersuchungen findet sich u.a. im Handbuch (CAOT, 1998d), weitere Hinweise in McColl et al. (1999) sowie Carpenter et al. (2001).

Auch die Retest-Reliabilität gilt als belegt (Sanford et al., 1994; Bosch, 1995; Law & Stewart, 1996, zit. nach CAOT, 1998d). Sewell & Singh (2001) fanden in Großbritannien bei Klienten mit chronisch obstruktiven Atemwegserkrankungen gute Werte.

Untersuchungen zum COPM in seiner deutschen Übersetzung sind bislang kaum veröffentlicht. Eine retrospektive Auswertung von 75 Interviews im NKM weist darauf hin, dass das COPM die subjektiv erlebten Veränderungen von Performanz und Zufriedenheit ausreichend sensitiv erfasst (George et al., 2001).

2.2 Der Occupational Performance Process (OPP)

Generell sollte das COPM so früh erfolgen wie möglich, am besten in der ersten Therapieeinheit (CAOT, 1998d). Ein Kerngedanke der Klientenzentrierten Praxis ist die Auffassung, dass der Mensch, welcher ergotherapeutische Dienstleistung in Anspruch nehmen möchte, dies aus bestimmten Gründen tut. Er ist nicht das „Objekt" einer Behandlung durch Therapeuten, sondern steht als Subjekt im Zentrum des ergotherapeutischen Prozesses. Er ist ein Individuum mit einer einmaligen Biografie, einem spezifischen Lebenskontext, das zu einem bestimmten Zeitpunkt seines Lebens therapeutischen „Service" in Anspruch nimmt, um gewisse Ziele zu erreichen. Zunächst muss daher abgeklärt werden, ob Ergotherapie zu seinen Zwecken überhaupt das Mittel der Wahl ist und falls ja, welche Anliegen der Betreffende mit ihrer Hilfe zu lösen beabsichtigt.

Der grobe Ablauf der klientenzentrierten Therapie wird im kanadischen Ansatz als OPP („Occupational Performance Process", Stanton et al., 1997b, S. 57 f.) bezeichnet und ist im OPPM (Occupational Performance Process Model, Fearing et al., 1997) in sieben Schritte unterteilt.

Schritt 1: Betätigungs-Performanz-Belange (Occupational Performance Issues / OPIs) werden identifiziert, validiert (vgl. 8.3) und priorisiert, z.B. unter Verwendung der ersten Erhebung des COPM. Werden keine gefunden, gilt der OPP als beendet. Es besteht dann keine Indikation für Ergotherapie.

Schritt 2: Der Therapeut wählt nach den Informationen und Eindrükken, die er vom Klienten in Schritt 1 gewonnen hat, einen oder (meist) mehrere theoretische Ansätze aus, die ihm zur weiteren Befundung und Therapie geeignet erscheinen. McColl (2000) zufolge können diese Ansätze unterteilt werden in solche, die sich mit physischen, psycho-emotionalen, kognitiv-neurologischen, soziokulturellen, in Zusammenhang mit der Entwicklung oder der Umwelt stehenden Faktoren der Betätigung befassen. Harth (2002, S. 120) nennt „(...) motorisch-funktionelle, neuro-physiologische und -psychologische, psycho-soziale und arbeitsrehabilitative Ansätze.“

Schritt 3: Klient und Therapeut analysieren gemeinsam diejenigen Komponenten der Person (physische, affektive, kognitive Performanz-Komponenten) und der Umwelt (institutionelle, soziale, kulturelle, physische Umweltbedingungen), die die Betätigungs-Performanz in Bezug auf die genannten OPIs beeinträchtigen.

Schritt 4: Therapeut und Klient identifizieren die Stärken, die sie in den OPP einbringen, sowie Ressourcen, die zur Lösung von Betätigungs-Performanz-Belangen beitragen können.

Schritt 5: Jetzt erst handeln sie die **angestrebten Ergebnisse / das angestrebte Outcome („targeted outcomes“,** Fearing et al., 1997; **„targeted service outcomes“**, Stanton et al., 1997a, S. 106 f.) der Therapie aus, und sie legen einen Aktionsplan fest, d.h. sie formulieren **Teilziele („service objectives“,** idem) und was Therapeut und Klient tun werden, um die Ziele zu erreichen.

Schritt 6: Dieser Aktionsplan wird mit Hilfe von Betätigung umgesetzt, d.h. das wichtigste therapeutische Medium ist die Betätigung. Arbeiten Therapeut und Klient an Performanz-Komponenten, sollte nach Möglichkeit eine für den Klienten sinn- und bedeutungsvolle Tätigkeit einbezogen werden. Oder Umweltbedingungen werden so verändert, dass dem Klienten wichtige Tätigkeiten möglich werden und er so seine Betätigungs-Performanz verbessern kann. Der Aktionsplan sollte dabei immer wieder kritisch hinterfragt und bei Bedarf modifiziert werden.

Schritt 7: Der letzte Schritt ist die Evaluation von OP-Ergebnissen, d.h. die Überprüfung, ob das angestrebte Outcome aus Sicht des Klienten erreicht ist. Dies geschieht z.B. mittels der zweiten Erhebung des COPM. Ist das angestrebte Outcome erreicht und identifiziert der Klient keine weiteren Betätigungs-Performanz-Anliegen, an denen er arbeiten möchte, gilt die Therapie als abgeschlossen. Wurden nur einige der angestrebten Ergebnisse oder das in Schritt 5 vereinbarte Outcome nur teilweise erreicht, kann der OPP in seinen wesentlichen Schritten neu durchlaufen werden.

Wie jede schematische Darstellung ist der Prozess eine Vereinfachung realer Abläufe. Die Schritte müssen nicht genau in dieser Reihenfolge vollzogen werden. Einzelne können je nach Bedarf auch mehrmals oder gleichzeitig durchlaufen werden. So wäre möglich, dass nach dem Aushandeln der angestrebten Ergebnisse (Schritt 5) nochmals eine genauere Abklärung der Performanz-Komponenten und Umweltbedingungen in Bezug auf ein spezifisches Betätigungs-Performanz-Anliegen notwendig wird, das als angestrebtes Outcome vereinbart wurde, obwohl es in Schritt 1 so nicht erwähnt worden war. Oder die Analyse der Performanz-Komponenten und Umweltbedingungen (Schritt 3) veranlasst die Auswahl weiterer oder anderer theoretischer Ansätze (Schritt 2).

Der absteigende Ansatz (Top-down approach), nach dem zunächst die aus Sicht des Klienten alltagsrelevanten Probleme definiert werden und seine Anliegen ausschlaggebend für die Therapieplanung sind, kann wesentlich dazu beitragen, diese von vornherein bedarfsorientiert auszurichten und damit zeitliche und finanzielle Ressourcen zu sparen (vgl. 3.2.2). Die weitere Befundung muss nur noch in Bezug auf diejenigen Komponenten der Umwelt oder Person erfolgen, die in Zusammenhang mit für den Klienten wichtigen OPIs stehen könnten. Zudem erscheint durch die Erfassung der Betätigungs-Performanz-Belange aus der subjektiven Perspektive gesichert, dass nur relevante Therapieziele formuliert werden.

2.3 Beschreibung des institutionellen Setting und des Klientels

Die Erfahrungswerte, über die im Folgenden berichtet wird, und die Überlegungen, die der Entwicklung des Praxisleitfadens zugrunde liegen, beziehen sich auf die Rahmenbedingungen des Neurologischen Krankenhaus München (NKM), welche aus diesem Grund kurz vorgestellt werden.

Im NKM werden Patienten mit verschiedenen neurologischen Krankheitsbildern der Behandlungsphasen Frührehabilitation, stationär und Tagesklinik (teilstationär) behandelt. Die häufigsten Diagnosen sind Schlaganfall, Tumor und Schädelhirntrauma, seltener progrediente Erkrankungen wie Multiple Sklerose, amyotrophe Lateralsklerose, M. Parkinson, Demenzen und andere Erkrankungen des zentralen und peripheren Nervensystems. Ein Schwerpunkt liegt auf der Diagnostik und Therapie von Schluckstörungen. Das Durchschnittsalter der Patienten liegt bei 61 Jahren.

Das COPM wird nach Möglichkeit bei jedem Patienten und/oder dessen Bezugspersonen eingesetzt.

3 Das COPM in der neurologischen Rehabilitation

3.1 Anwendungsmöglichkeiten des COPM

3.1.1 Überblick über verschiedene Anwendungsmöglichkeiten

Im NKM ist das COPM mit fast allen Patienten der Tagesklinik, mit etwa zwei Drittel der stationären und einem Drittel der Patienten der Behandlungsphase Frührehabilitation vollständig durchführbar und sinnvoll als Messinstrument zu verwenden.

Ist es mit dem Patienten selbst nicht durchführbar, werden nach Möglichkeit Bezugspersonen wie z.B. Angehörige um das Interview gebeten. Dabei sollen sie angeben, was ihnen selbst am wichtigsten für den Patienten wäre. Je nach individueller Situation kann auch die Bezugsperson selbst mehr oder weniger zum Klienten werden, etwa wenn Angehörige den Umgang (z.B. Transfer) mit schwer betroffenen Menschen erlernen wollen.
Oder das COPM wird – wie bei Menschen mit Aphasie, jedoch gutem bzw. ausreichendem Wortverständnis – zusammen mit Angehörigen und dem Klienten durchgeführt. Hier kann die Bezugsperson den Part des „Erzählers" übernehmen, der Patient kann seine Zustimmung oder Ablehnung äußern und evtl. auch die Priorisierung und Bewertung der OPIs vornehmen. Dabei sind in Bezug auf das Interview andere Aspekte zu berücksichtigen.
Die vorliegende Arbeit befasst sich nur mit dem Einsatz des COPM mit dem Patienten selbst.

Hier kann es mit unterschiedlichen Intentionen angewandt werden:

1. **Zur Befundung und Therapieplanung**
   a. Um mehr über das Betätigungsverhalten eines Menschen und seine Prioritäten herauszufinden bzw. zur Zielfindung aus Sicht des Klienten;
   b. Um Informationen über den Stand der Krankheitsverarbeitung und neuropsychologische Beeinträchtigungen zu sammeln.

2. **Als „Therapiemedium"**
   a. Um unter Einbeziehung alltagsrelevanter Aktivitäten und Aufgaben an der allgemeinen und kognitiven Belastbarkeit zu arbeiten;
   b. Um den Prozess der Krankheitsverarbeitung zu unterstützen;
   c. Um an der Awareness zu arbeiten;
   d. Um die aktivere Beteiligung des Patienten in der Therapie zu fördern.

3. **Als Messinstrument**

In manchen Fällen ist es nur in Teilen mit dem Patienten selbst durchführbar, etwa wenn er zwar seine Performanz-Anliegen benennen kann, aber mit der Bewertung auf der Skala von eins bis zehn überfordert erscheint. Hier kann es nicht zur Evaluation des Outcome eingesetzt werden, jedoch zur Identifizierung für den Einzelnen wichtiger Belange beitragen.
Aus dem Interview sind Beobachtungen zur Krankheitsverarbeitung ableitbar. Diese ergeben sich aus den Aussagen und der Selbsteinschätzung des Klienten bei der ersten Erhebung und auch später aus den Differenzen von Performanz und Zufriedenheit. So beurteilen manche die Performanz zwar bei der zweiten Erhebung als nicht oder kaum verändert, die Zufriedenheit mit der Performanz ist jedoch z.T. deutlich gestiegen. Das könnte damit zusammenhängen, dass der Betreffende in der Zwischenzeit seine subjektiv erlebten Beeinträchtigungen akzeptiert und in sein Selbstbild integriert haben könnte, d.h. evtl. ein Prozess der Krankheitsverarbeitung stattgefunden hat, der es ihm ermöglicht, seine Situation jetzt anders zu bewerten.

Auch zur Erfassung alltagsrelevanter neuropsychologischer Defizite kann das COPM beitragen. Ab und zu werden Menschen, bei denen der Schwerpunkt der Therapie zunächst auf motorisch-funktionellen Komponenten lag, erst im Interview in Bezug auf Leistungen wie Aufmerksamkeit, Arbeitsgedächtnis oder Planen und Problemlösen auffällig.
Ebenso kann es Hinweise auf das Stadium der Awareness (vgl. 4.1.1) liefern. Manchmal ist dabei die Beurteilung von Performanz und Zufriedenheit in Bezug auf für den Betreffenden im Vordergrund stehende OPIs möglich. Es kommt dann vor, dass er sich bei der zweiten Erhebung in beiden Werten trotz objektiv besserer Performanz schlechter einschätzt, was in diesem Fall auf eine Veränderung der Awareness hinweisen könnte.

Neben seinem Beitrag zur Befundung kann das COPM teilweise unterstützend als „Therapiemedium“ eingesetzt werden. Es bietet eine klare Struktur, anhand derer – bei Bedarf über mehrere Therapieeinheiten hinweg – alltagsrelevante Tätigkeiten besprochen, ausprobiert oder beübt werden können. Im Gegensatz zum Vorgehen beim Einsatz des COPM als Messinstrument (vgl. 8.3; 8.4) darf hier auch der Therapeut auf mögliche Probleme des Klienten hinweisen, diesen fragen, ob er bei bestimmten Tätigkeiten Schwierigkeiten habe und ihn bitten, solche an Ort und Stelle auszuprobieren.

In der Frührehabilitation bietet sich dieses Vorgehen oft an, um unter Einbeziehung alltagsrelevanter Tätigkeiten die allgemeine und kognitive Belastbarkeit zu steigern. Der Klient kann immer wieder auf die im Bogen vorgegebenen Teilbereiche zurückgeholt werden, wenn er abzuschweifen droht. Prozesse der Auseinandersetzung mit der Erkrankung und mit ihren Auswirkungen auf den Alltag können initialisiert bzw. gefördert werden. Hier erscheint eine enge Zusammenarbeit mit Neuropsychologen sinnvoll. Gleiches gilt für den Einsatz des COPM, um an der Awareness eines Menschen zu arbeiten.

In beiden Fällen sollte ausnahmsweise (vgl. 8.2.3) der Patient selbst die OPIs in den Bogen notieren. Dies könnte zum einen Lernprozesse fördern, indem er Probleme, die er erlebt hat, nochmals aufschreibt. Zum anderen erhält er dadurch bereits ein Stück Verantwortung in seiner Therapie. In diesem Fall stört sein Schreiben nicht den Gesprächsverlauf, da der Schwerpunkt des so verwendeten COPM auf dem Ausprobieren von Tätigkeiten liegt.

Ein Vorteil der Verwendung des COPM, um einen Menschen mit seinen Schwierigkeiten oder Beeinträchtigungen zu konfrontieren, liegt darin, dass der Therapeut dies indirekt tun kann. Er verlangt vom Klienten „nur“, mit ihm zusammen einen Bogen durchzugehen und Tätigkeiten, die darin aufgeführt sind oder ähnliche auszuprobieren. Erkennt der Betreffende dabei, dass er bei einigen Dingen Schwierigkeiten hat, überträgt er diese selbst auf das Papier. Mögliche Aggressionen richten sich i.d.R. zunächst auf „den blöden Bogen“. Das Beziehungsverhältnis zwischen Klient und Therapeut wird somit seltener beeinträchtigt, als wenn Letzterer direkt konfrontiert.

In Einzelfällen, in denen die Therapie z.B. infolge mangelnder Krankheitseinsicht bisher verweigert worden ist, kann das COPM eingesetzt werden, um herauszufinden, was dem Einzelnen wichtig ist, und sehr klare Absprachen zu treffen, was in der Therapie gemacht werden soll, damit er überhaupt teilnehmen wird. Durch einen solchen „Behandlungsvertrag“ mit Tätigkeiten, die dem Betreffenden Spaß machen, gelingt es manchmal, Menschen, die bis dahin immer „Ausreden“ gefunden haben, doch noch zur Therapie zu motivieren. Verändert sich der Zustand des Klienten im weiteren Verlauf in Richtung einer vermehrten Krankheitseinsicht, kann ein neues COPM durchgeführt und das Spektrum an Therapieinhalten erweitert oder verändert werden.

Der häufigste Verwendungszweck des COPM ist jedoch, im Rahmen des ergotherapeutischen Assessment die wichtigsten Anliegen des Klienten herauszufinden, um die Therapieplanung entsprechend ausrichten und später das alltagsrelevante Outcome der Therapie aus seiner Sicht erfassen zu können.

3.1.2 Das COPM als Messinstrument

Die meisten für den Fachbereich Neurologie vorhandenen und in Deutschland bekannteren Assessment-Instrumente zur Erfassung der Selbstständigkeit im Alltag auf der Ebene von Aktivitäten und Partizipation der ICF haben als Schwerpunkt den Betätigungs-Performanz-Bereich der PADL (Personal Activities of Daily Living), d.h. sie erfassen basale Fähigkeiten in Bezug auf die eigene körperliche Versorgung wie z.B. Essen, Sich anziehen, Hygiene, Waschen und einige Aktivitäten, Aufgaben oder Betätigungen aus dem Bereich ‚Mobilität‘, wie Transfer, Fortbewegung etc.

Solche ADL-Skalen decken nach dem kanadischen Modell in etwa die Unterpunkte der Betätigungs-Performanz „Eigene körperliche Versorgung“ und „Mobilität“ ab. Ein Beispiel hierfür wäre der Barthel-Index (Mahoney & Barthel, 1965) oder – erweitert man den PADL-Bereich um basale soziale Fähigkeiten – der FIM (Functional Independence Measure; Keith et al., 1987). Messinstrumente, die für den Bereich der IADL (Instrumental Activities of Daily Living) entworfen sind, umfassen nach dem kanadischen Modell v.a. die Unterpunkte „Regelung persönlicher Angelegenheiten“, „Haushaltsführung“ sowie z.T. „Mobilität“ und „Bezahlte/unbezahlte Arbeit“. Ein bekanntes Beispiel hierfür wäre die Rivermead-ADL-Skala (Lincoln & Edmans, 1990).

Viele der von Ergotherapeuten im Fachbereich Neurologie häufig eingesetzten Assessment-Verfahren (vgl. Abb. 3) erfassen vorwiegend **Performanz-Komponenten**, oft (fein-) motorischer Art. Ergotherapeutische Evaluation komplexerer Fertigkeiten eines Menschen, die er zur Bewältigung seines individuellen Alltags benötigt, erfolgt daher nicht selten nur qualitativ bzw. beschreibend. Nach dem kanadischen Modell ist es nun aber gerade Ziel und Aufgabe der Ergotherapie, **Betätigung zu ermöglichen**. Die Verbesserung von Performanz-Komponenten ist nur ein mögliches Mittel zu diesem Zweck. Die Veränderung der diesbezüglichen Leistungen eines Menschen zu messen, ermöglicht lediglich eine indirekte Aussage darüber, ob und wie er diese im Alltag einsetzen wird und ob sich dadurch tatsächlich für ihn alltagsrelevante Veränderungen ergeben. Um Betätigungen zu ermöglichen bzw. zu verbessern, könnten Ergotherapeuten genauso gut Tätigkeiten üben oder die Umwelt verändern, z.B. durch Hilfsmittelversorgung. Dann kann das Outcome in Bezug auf die Betätigungs-Performanz ein Besseres sein, obwohl sich Performanz-Komponenten nicht verändert haben.

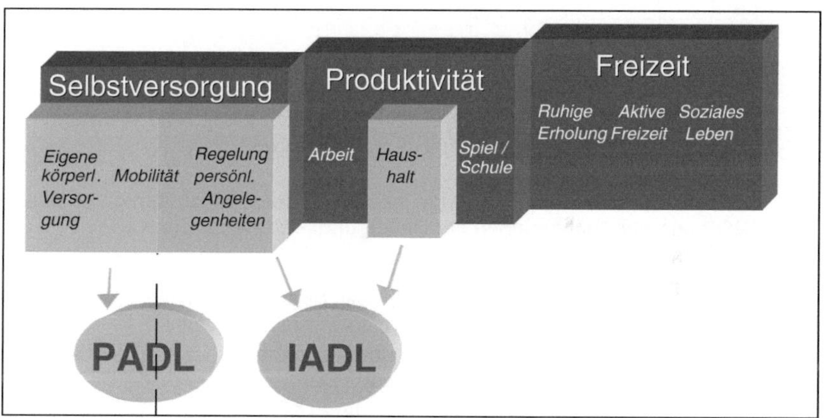

Abb. 2: Die (Teil-)Bereiche der Betätigungs-Performanz nach CMOP und COPM im Vergleich zu den Bereichen PADL und IADL

CMOP / Assessment-Instrumente	Perfor-manz-Kom-ponenten			Betätigungs-Performanz (Ebene des angestrebten Outcome von Ergotherapie)									Umwelt			
				Selbstver-sorgung			Produktivität			Freizeit						
	Physisch	Kognitiv	Affektiv	Eigene körp. Versorgung	Mobilität	Regel. pers. Angelegenht.	Bezahlte / unbez. Arbeit	Haushalts-führung	Spiel / Schule	Ruhige Erholung	Aktive Freizeit	Soziales Leben	Physisch	Kulturell	Sozial	Institutionell
BBT[5]	x															
ARAT[6]	x															
TEMPA[7]	x															
AFM[8]	x															
Handfunktionstest EKN[9]	x															
GARS[10]	x															
Massachusetts General Hospital[11]					x											
Index nach Hauser[12]	x															
Ashburn Physical Assessment[13]	x															
RMA[14]	x															
Befundcheckliste (Bobath-Befundaufnahme)[15]	x															
Neuropsychologisches Befundsystem[16]		x														
Barthel-Index[17]	x			x	x											
FIM[18]	x	x	x	x	x											
Handfunktions-dokumentation (Hölzl)[19]	x			Erfasst Einsatz von Handfunktion im Alltag des Patienten, wobei "Alltag" nicht näher definiert ist.												
ACIS[20]	x	x	x													
Interessen-Checkliste[21]							x	x	x	x	x	x				
Rollen-Checkliste[22]							x	x	x	x	x	x			x	x
Occupational Questionnaire[23]				x	x	x	x	x	x	x	x	x				
COPM				x	x	x	x	x	x	x	x	x				
Bisher nur in englischer Version vorhanden:																
ADL-Taxonomie[24](individuell ergänzbar)				x	x	x		x								
Frenchay Activities Index[25]					x	x	x	x		x	x	x				
ADL-Staircases[26]				x	x	x		x								
Rivermead-ADL[27]				x	x	x		x								

Abb. 3: Assessment-Instrumente in der neurologischen Rehabilitation in Bezug zum CMOP und den Teilbereichen der Betätigungs-Performanz im COPM

---

1 Box-and-Block-Test (Cromwell, 1976). Zit. nach Pinkowski, 2001
2 Action Research Arm Test (Lyle, 1981). Zit. nach Pinkowski, 2001
3 Test Évaluant la performance des Membres supérieurs des Personnes Agées (Desrosiers et al., 1993). Zit. nach Pinkowski, 2001
4 Allensbacher Feinmotorik-Test. Erwähnt in Müller, 2001
5 Handfunktionsbogen der EKN (Mai & Marquardt, 1995). Erwähnt in Müller, 2001
6 Gate Assessment Rating Scale (Wolfson et al., 1990). Zit. nach Minkwitz, 2000
7 Massachusetts General Hospital - Funktionelle Gangklassifikation (Holden et al., 1986). Zit. nach Minkwitz, 2000
8 Hauser et al., 1983. Zit. nach Minkwitz, 2000
9 Ashburn, 1982. Zit. nach Minkwitz, 2000
10 Rivermead Motor Assessment (Lincoln & Leadbitter, 1979). Zit. nach Minkwitz, 2000
11 Ausführliche Befundcheckliste (Bobath-Befundaufnahme) (Minkwitz, 1993). Zit. nach Minkwitz, 2000
12 Neuropsychologisches Befundsystem für die Ergotherapie (Michal, 1996). Zit. nach Kolster, 2000
13 Mahoney & Barthel, 1965.
14 Functional Independence Measure. Keith et al., 1987

In Abbildung 3 sind einige Assessment-Instrumente sowohl zur Erfassung der Selbstständigkeit im Alltag als auch zur Messung von Veränderungen bezüglich der Performanz-Komponenten eines Menschen in Bezug gesetzt zum kanadischen Modell der Betätigungs-Performanz. Es sind alle Skalen dargestellt, die in den vom DVE herausgegebenen Publikationen „Ergotherapeutische Dokumentation in der Neurologie" (Minkwitz, 2000) und „Armmotorik nach Schlaganfall" (Minkwitz & Platz, 2001) vorgestellt werden, sofern sie sich auf die Komponente der ICF „Aktivitäten und Partizipation" beziehen. TEMPA, AFM und Handfunktionstest der EKN beinhalten zwar einige Alltagstätigkeiten, wie z.B. Karten spielen, Schreiben, Pulverkaffee umrühren u.a. Da allerdings unklar erscheint, ob diese Tätigkeiten für den Einzelnen sinnvoll sind, werden sie hier als Performanz-Komponenten (vgl. 6.3.2) geführt.
Im unteren Abschnitt der Abbildung sind alle Skalen dargestellt, die bisher nur in einer englischen Fassung vorliegen. Hier ist als weiteres Beispiel für eine IADL-Skala der oben erwähnte Rivermead-ADL einbezogen.
Ein Punkt im jeweiligen Bereich des kanadischen Modells bedeutet, dass das entsprechende Assessment-Verfahren zumindest ein Item aus diesem Bereich erfasst. Über die Gewichtung der einzelnen Bereiche in den Messinstrumenten selbst und untereinander lässt sich daraus keine Aussage ableiten.

Die Abbildung zeigt, dass der Schwerpunkt dessen, was deutsche Ergotherapeuten in der Neurologie durch Assessment-Instrumente erfassen können, um die Ergebnisqualität ihrer Arbeit zu dokumen-

---

15 Hölzl, 1996. Zit. nach Hölzl, 2000

16 Assessment of Communication and Interaction Skills. Aus Salamy et al., 1993. Dt. Übersetzung: Assessment der Kommunikations- und Interaktionsfähigkeiten von C. Mentrup, 1997. Zit. nach Mentrup, 2000

17 Ein Befunderhebungssystem i.R. des MOHO. Aus: Matsutsuyu (1969), Unterlagen zum Symposium 1997 mit Gary Kielhofner in Osnabrück. Zit. nach Mentrup, 2000

18 Rollen-Checkliste i.R. des MOHO. Aus: Unterlagen zum Symposium 1997 mit Gary Kielhofner in Osnabrück. Zit. nach Mentrup, 2000

19 Fragebogen zur Betätigung i.R. des MOHO. Aus Smith, Kielhofner & Watts (1986). Unterlagen zum Symposium 1997 mit Gary Kielhofner in Osnabrück. Zit. nach Minkwitz, 2000

20 Sonn, 1995. Zit. nach Hölzl, 2000

21 Wade, 1992. Zit. nach Hölzl, 2000

22 Sonn, 1995. Zit. nach Hölzl, 2000

23 Lincoln & Edmans,1990

tieren, nicht gerade auf dem Bereich der Betätigungs-Performanz liegt, der nach dem kanadischen Modell die Ebene des angestrebten Outcome von Ergotherapie darstellt. Wenn gemessen wird, wie gut jemand im Alltag zurechtkommt, beschränken sich die Instrumente auf den PADL-Bereich. Einige der ADL-Skalen, die bisher nur in englischer Version vorliegen, beziehen IADL und z.T. einige wenige Items aus dem Freizeit-Bereich ein. Die einzigen Instrumente, die neben dem COPM eine Messung des alltagsrelevanten Outcome der Ergotherapie auf der Ebene von Betätigung ermöglichen, stammen aus dem Model of Human Occupation (MOHO) von G. Kielhofner.

Das COPM erscheint insofern als gute Ergänzung der bisher vorhandenen Assessment-Instrumente. Es kann die subjektiv erlebte Performanz und Zufriedenheit eines Menschen in Bezug auf Anliegen aus allen Bereichen der Betätigungs-Performanz erfassen, wie sie von der CAOT definiert sind und somit zur Messung des alltagsrelevanten Outcome der Ergotherapie aus Sicht des Klienten herangezogen werden.

Obwohl es ein so breites Spektrum an Tätigkeiten abdeckt, dauert das Interview je nach kognitiven Fähigkeiten und Belastbarkeit des Klienten nur 20 bis 60 Minuten. Der Grund liegt u.a. darin, dass keine zu beurteilenden Items vorgegeben sind, sondern der Patient selbst die Tätigkeiten benennt, die ihm wichtig und in Bezug auf ihre Durchführung beeinträchtigt sind. So müssen Tätigkeiten, die für den Alltag dieses speziellen Menschen keine Relevanz besitzen, nicht bewertet werden. Ein Beispiel sind die in ADL-Skalen häufig zu beurteilenden Items Duschen oder Kochen. Wenn ein Mensch sich sein Leben lang nur gewaschen und gebadet hat, spielt es für die Einschätzung seiner alltagsrelevanten Fähigkeiten wohl eine eher untergeordnete Rolle, ob er sich duschen kann oder nicht. Gleiches gilt für Klienten, die so gut wie nie kochen, z.B. da dies schon immer ihre Frau getan hat. Die Interessen-Checkliste von Matsutsuyu (1969) gibt 69 Items vor. Während viele der dort aufgeführten Tätigkeiten für den Einzelnen nicht relevant sein werden, fehlen andererseits trotz ihres großen Umfangs viele Tätigkeiten, die Klienten im NKM in COPM-Interviews als wichtig benannt haben.

Während in den Bereichen ‚Selbstversorgung' und ‚Haushaltsführung' die OPIs der Klienten im NKM oft sehr ähnlich formuliert sind, bestehen gerade bei den Unterpunkten ‚Bezahlte/unbezahlte Arbeit' sowie ‚Freizeit' sehr individuelle Anliegen. Hier wird dieselbe Tätigkeit selten von mehreren Personen identifiziert.

Indem der Therapeut den Klienten fragt, was wichtig für ihn ist, erhält er in relativ kurzer Zeit sehr viel relevante Information. Lediglich die für den Einzelnen bedeutungsvollen Betätigungs-Performanz-Anliegen werden gesammelt, validiert und priorisiert und nur die ein bis fünf wichtigsten schließlich in Bezug auf Performanz und Zufriedenheit beurteilt.

Durch die Einbeziehung des Klienten in den Zielfindungsprozess ermöglicht das COPM eine maßgeschneiderte Therapie (vgl. 3.2.1; 3.2.2). Seine Durchführung bedeutet von daher zwar zunächst einen erhöhten Zeitaufwand für die Befundung. Im weiteren Verlauf können Ressourcen jedoch gezielt auf den individuellen Bedarf orientiert eingesetzt werden, was letztlich eine höhere Effizienz therapeutischer Leistungen bewirken kann.

Im Unterschied zu Skalen, bei denen die Beurteilung durch einen Therapeuten erfolgt, erscheint weiterhin interessant, dass Menschen, die im Barthel-Index oder FIM bereits die volle Punktzahl auf Items wie Anziehen, Sich waschen, Fortbewegung u.a. erhalten, im COPM subjektiv durchaus manchmal noch Defizite in der Ausführung dieser Tätigkeiten angeben. D.h. obwohl sie als selbstständig gelten, empfinden sie die Performanz für ihren individuellen Alltag als nicht ausreichend und zufrieden stellend, z.B. weil das Anziehen zu lange dauert, zu mühsam ist etc.

Dabei erscheinen die Begründungen für die Auswahl von Betätigungs-Performanz-Belangen sowie die subjektive Bewertung des neuropsychologisch nicht oder gering beeinträchtigten Klienten i.d.R. für den Therapeuten nachvollziehbar. Das COPM erfasst sowohl positive als auch stagnierende oder negative Entwicklungen. Die Differenzen zwischen Performanz und Zufriedenheit bei erster und zweiter Erhebung scheinen beeinflusst zu werden durch Veränderungen der Performanz in Bezug auf die Anliegen, wie sie auch von anderen (Therapeuten und Bezugspersonen) beobachtbar sind.

In der klinischen Arbeit hat sich nicht nur der Beitrag des COPM zur Dokumentation und Evaluation ergotherapeutischer Leistungen als vorteilhaft erwiesen. Die Einbeziehung des Klienten in den Zielfindungsprozess der Ergotherapie kann weitere Veränderungen mit sich bringen.

3.2 Mögliche Auswirkungen der Arbeit mit dem COPM

3.2.1 Mögliche Veränderungen bei Klienten

Klienten, bei denen das COPM erst eingesetzt wird, nachdem sie schon einige Zeit an Ergotherapie teilgenommen haben, erscheinen von diesem Zeitpunkt an oftmals deutlich motivierter. Sie beteiligen sich dann aktiver sowohl an der Gesamtplanung als auch den einzelnen Therapieeinheiten, bringen unaufgefordert eigene Ideen ein, was sie ausprobieren oder „lernen" wollen.

Der Klient scheint sich mit seinen Bedürfnissen ernst genommen zu fühlen. Mit der Frage nach seinen Wünschen und Zielen wird ihm ein Teil der Verantwortung für seine Rehabilitation übertragen. Ohne dass bereits der konkrete Aktionsplan (vgl. 2.2; 6.2.3) besprochen wurde, beginnen manche nach Abschluss der Therapiestunde, in der das COPM durchgeführt wurde, spontan und unaufgefordert Tätigkeiten bzw. dazu benötigte Bewegungsmuster auszuprobieren oder zu üben.

Bei der Besprechung des Aktionsplans zur Umsetzung der Ziele des Klienten wird vereinbart, welche Aufgaben er eventuell selbst außerhalb der Therapiezeiten beüben kann und was die wesentlichen Inhalte der Therapie sein werden. Hier kann der Therapeut ihm auch erläutern, wozu Inhalte dienen, deren Alltagsrelevanz zunächst nicht offensichtlich ist.

Beispielsweise ist jede motorisch-funktionelle Therapie letztlich darauf ausgerichtet, eine dem Klienten wichtige Betätigung wieder zu ermöglichen, etwa seinen Hund alleine zu versorgen. Dazu müsste er u.a. den Wassernapf vom Boden aufheben können, ohne umzufallen oder den Inhalt zu verschütten, wofür er evtl. noch bessere Stell- und Gleichgewichtsreaktionen benötigt.

So geschieht es oft, dass Aktivitäten, die der Klient bisher in der Ergotherapie nur mitgemacht hatte, „weil der Therapeut es so gesagt hat", mit der Durchführung des COPM ihren Sinn und ihre Bedeutung für das Individuum erhalten. Durch die gemeinsame Besprechung des Aktionsplans werden Inhalte und Vorgehen bei der Therapie für den Klienten transparent, er kann die Schritte nachvollziehen und für sich überprüfen, ob er dadurch seinen Zielen näher kommt.

3.2.2 Mögliche Veränderungen für die Inhalte, Art und die Ergebnisse von Ergotherapie

Der Therapeut kann sein Angebot besser auf den Alltag des Einzelnen ausrichten und damit interessanter gestalten. Er kann Elemente einbeziehen, die für den jeweiligen Menschen Bedeutung besitzen – im oben beschriebenen Fall wäre das etwa ein Hundenapf. Im Setting einer Akutklinik kann auch ein ähnlicher Gegenstand wie der vom Patienten gewünschte benutzt oder überlegt werden, wie eine möglichst alltagsnahe Situation zu simulieren ist. Solche Gegenstände bzw. Situationen können entweder direkt zum Üben herangezogen werden oder auch zur Kontrolle der in einer Therapieeinheit erreichten Fortschritte, indem sie zu Beginn und Ende der Stunde ausprobiert werden (vgl. 6.2.3, Schritt 6). So werden dem Klienten bewusst Transparenz über Inhalte und Effekt der Therapie sowie die Möglichkeit der direkten Erfolgskontrolle vermittelt. Darüber hinaus erhält er die Sicherheit, dass es hier tatsächlich um seine Ziele geht, an deren Erreichung er arbeitet, während der Therapeut so viel Hilfen gibt, wie der Klient benötigt.

Mit dem Einsatz des COPM kann das Spektrum an Zielen und Inhalten ergotherapeutischer Maßnahmen breiter werden. Tätigkeiten wie „Katzenklo sauber machen", „Sandkasten bei Regen mit Plane abdecken", „Modellflugzeug steuern" etc. würden Therapeuten von sich aus wohl nicht als Therapieziele formulieren. So oder ähnlich lauten jedoch die von Klienten. Der Therapeut ist nun gefordert, für oftmals sehr individuelle Anliegen Lösungen zu finden, Alltagssituationen zu simulieren und die verschiedensten gewünschten Tätigkeiten auf ihre Komponenten hin zu analysieren, um mit dem Klienten den optimalen Aktionsplan (vgl. 2.2; 6.2.3) erstellen zu können. Er benötigt daher höhere Flexibilität und Umstellungsfähigkeit als bei einer v.a. auf die Verbesserung von Performanz-Komponenten oder die Bewältigung von ADL ausgerichteten Therapie. Andererseits wird die Arbeit dadurch interessanter und abwechslungsreicher. Durch das COPM kann er viel über Betätigungsverhalten lernen.

Die Einbeziehung des Klienten in den Zielfindungsprozess der Ergotherapie ermöglicht eine bedarfsorientiertere und maßgeschneiderte Therapie. Sie kann so effizienter werden. Obwohl vorher auch Hobbys, Interessen und Wünsche des Klienten erfragt wurden, gewährleistet die Struktur des Bogens, dass dies wesentlich detaillierter erfolgt und keiner der Bereiche der Betätigungs-Performanz übergangen wird. Ward et al. (1996; zit. nach Bodiam, 1999) kamen in einer Untersuchung zum COPM bei Patienten mit Hüftfraktur u.a. zu dem Ergebnis, dass erstens Klienten weniger Probleme identifizierten als ihre Therapeuten und zweitens die von Therapeuten identifizierten Probleme sich im Gegensatz zu den von den Klienten genannten mehr auf den ADL-Bereich konzentrierten. Durch den Einsatz des COPM erlangen Performanz-Anliegen aus dem Freizeit-Bereich, die für viele Menschen äußerst wichtig und bedeutungstragend zu sein scheinen (vgl. 3.2.3), für Therapeuten eine andere Wertigkeit.

Vorstellbar ist, dass Ergotherapie infolge einer verbesserten Motivation des Klienten auch effektiver werden kann. So fand Law (1998b) in einer Auswertung vorhandener Literatur von 1980 bis 1997 zu den Schlüsselworten „client-centred“, „patient-centred“, „patient-focused“ und „family-centred“ Studien, die darauf hinweisen, dass durch eine klientenzentrierte Haltung von Ärzten bzw. Therapeuten tatsächlich ein besseres Outcome erzielt werden kann (S. 23 f.). Unabhängig vom letztendlich erreichten Therapieerfolg erscheinen ihren Ergebnissen nach viele Klienten zufriedener mit den erhaltenen Leistungen (S. 21 f.).

Das COPM erleichtert es dem Therapeuten, eine klientenzentrierte Grundhaltung für seine Arbeit mit Menschen zu erwerben. Allerdings bedeutet das nicht unbedingt, dass er auch tatsächlich klientenzentriert arbeitet (vgl. auch Gage & Polatajko, 1995; Mew & Fossey, 1996). Diese Thematik wird in 3.2.3 und 5.2.2 nochmals kurz aufgegriffen, ihre vollständige Erörterung würde aber den Rahmen dieser Arbeit sprengen.

Das CMOP ermöglicht eine Analyse von Betätigungen auf relevante Komponenten der Person und der Umwelt, eine Gliederung der Arbeitsinhalte und Ziele und eine Reflexion der Faktoren, welche die Betätigungs-Performanz eines Menschen beeinflussen. Somit ist es in der Lage, Prozesse des Klinischen Reasoning zu verbessern und leistet einen Beitrag zum ergotherapeutischen Qualitätsmanagement. Während ergotherapeutische Ziele im NKM zuvor oft als Performanz-Komponenten formuliert waren, wie z.B. „Verbesserung der Feinmotorik", werden sie seit der Kenntnis des kanadischen Modells als Tätigkeiten gefasst, welche außerdem alltagsrelevant für den Einzelnen sein sollen. Wesentliche Performanz-Komponenten der Person, deren Veränderung die Erreichung des angestrebten Outcome unterstützen kann, werden nach wie vor in den Befund aufgenommen, allerdings als Komponenten und nicht als Ziele der Ergotherapie. An Bedeutung gewinnt dagegen der Bereich der Umwelt (vgl. 3.2.3).

Von anderen Abteilungen wurde die Erhebung der Ziele des Klienten mit großem Interesse aufgegriffen; das COPM ist mittlerweile fester Bestandteil multidisziplinärer Teamkonferenzen und der gemeinsamen Zielformulierung.

3.2.3 Mögliche Veränderungen in Bezug auf das Verständnis von Ergotherapie

Deutlich wird durch das COPM, wie wichtig oft ein multidimensionaler Therapieansatz ist, der das soziale Umfeld einbezieht.

Oft erscheint dies unerlässlich, etwa wenn ein Klient im Interview angibt, er wolle oder müsse sich in Zukunft überhaupt nicht mehr selbst anziehen, das werde seine Frau übernehmen.

Hier klingt ein Konflikt an, in dem die Anwendung des COPM manchmal resultieren kann. Wie verhält sich der Therapeut, wenn der Klient zwar deutliche Schwierigkeiten im ADL-Bereich hat, diese jedoch nicht als für ihn alltagsrelevant betrachtet und darum nicht verändern möchte?

Nach dem klientenzentrierten Ansatz würde er diese Haltung respektieren und kein ADL-Training durchführen, nachdem er abgeklärt hat, dass die Aussage erstens nicht durch kognitive Beeinträchtigungen oder z.B. eine Anosodiaphorie mit beeinflusst wird und zweitens das soziale Umfeld der gleichen Auffassung ist und mögliche Schwierigkeiten realisiert. Unter Einbeziehung aller Beteiligten muss genau geklärt werden, wie die Situation nach Entlassung des Klienten auf Dauer zu bewältigen ist.

Im obigen Beispiel muss der Therapeut Kontakt mit der Frau des Klienten aufnehmen und besprechen, ob es auch ihre Auffassung ist, dass sie ihn beim Anziehen unterstützen wird. Falls ja, wäre ein wichtiger Inhalt der Ergotherapie in der folgenden Zeit die Arbeit mit der Frau des Klienten bzw. beiden zusammen. Es muss gesichert sein, dass sie realisiert, worauf sie sich einlässt und dass sie auch längerfristig nicht mit dieser Aufgabe überfordert ist. Die beiden müssten sich z.B. damit auseinander setzen, was sie tun werden, falls die Frau einmal verreist oder krank sein sollte etc.

Die Arbeit mit den Bezugspersonen des Patienten – die somit auch zu Klienten der Ergotherapie werden – wird öfter als bisher zu einem Schwerpunkt der Therapie. Ziel ist weniger eine Verbesserung von Performanz-Komponenten oder Tätigkeiten, die i.A. für alltagsrelevant gehalten werden, um jeden Preis. „Therapie ist nicht etwas, das man dem Individuum antut oder das veranlaßt, etwas Bestimmtes für sich selbst zu tun.“ (Rogers, 1991, S. 36 f.). Nach dem klientenzentrierten Modell wird Therapie vergleichbar einer Dienstleistung, die der Klient in Anspruch nimmt, um seine Ziele zu erreichen. Er selbst kann demnach am besten beurteilen, welche Tätigkeiten er Zuhause benötigt, was für ihn Betätigungs-Performanz und Lebensqualität ausmacht. Der Therapeut vermittelt ihm die Informationen, die er für fundierte Entscheidungen braucht. Er befähigt ihn zur adäquaten Analyse und Reflexion seiner Handlungsalternativen, z.B. indem er ein Setting schafft, wo dieser Konsequenzen erfahren kann, die seine Entscheidungen im Alltag haben.

In o.a. Fall würde er beispielsweise die Frau des Patienten in die Therapie integrieren und sie ausprobieren lassen, dass sie ihren Mann beim Anziehen unterstützt. Dann kommt es vor, dass die beiden – mit fachlicher Unterstützung durch den Therapeuten – selbst Strategien entwickeln, wie die Anforderungen Zuhause am besten erfüllt werden können. Z.B. kann es sein, dass der Mann dann doch den Entschluss fasst, sich Teilschritte beim Anziehen selbst zu erarbeiten. Nun wird seine Motivation zu einem Anziehtraining eine andere – nämlich intrinsische – sein, als wenn der Therapeut nicht auf sein Anliegen eingegangen wäre und sofort mit einem Anziehtraining begonnen hätte.

Klientenzentrierte Therapie „(...) beseitigt Hindernisse (...)“ (Rogers, S. 37) auf dem Weg zu einer autonomen, selbstbestimmten Bewältigung des Alltags und respektiert das diesbezügliche „Expertentum“ des Klienten, d.h. des Patienten und seines sozialen Umfelds.

Im NKM ist seit der Arbeit mit dem COPM der Eindruck entstanden, dass Klienten in Bezug auf Therapieziele, die sie nicht von sich aus wünschen, möglicherweise weniger Fortschritte machen. Immer wieder ist z.B. zu beobachten, dass Menschen, die das Anziehen nicht von sich aus als Ziel angegeben haben, aber dennoch Anziehtraining erhalten, diesbezüglich geringere Dynamik zu haben scheinen als solche mit ähnlichen motorischen, kognitiven und affektiven Voraussetzungen, die dieselbe Tätigkeit explizit als Therapieziel formuliert haben. Dieser Effekt ist momentan noch nicht sicher zu belegen. Sollte die Vermutung zutreffen, könnten sich Therapeuten dem klientenzentrierten Denken zufolge an dieser Stelle Ressourcen sparen und für eine Therapie einsetzen, die auch aus Sicht des Klienten relevant ist. Subjektiv müssen das nicht nur Betätigungen sein, die dem Individuum Unabhängigkeit bei der Selbstversorgung ermöglichen.

Im Rahmen einer retrospektiven Auswertung der COPM-Interviews von 75 Patienten (vgl. George et al., 2001) stammten immerhin 23% der Ziele stationärer Klienten nicht aus dem ADL-Bereich, bei denen, die die Tagesklinik besuchten, sogar 41%. Ein Großteil dieser für den Einzelnen wichtigen Performanz-Belange wurde dem Freizeitbereich zugeordnet, nämlich von den stationären Klienten 18%, den teilstationären 31%. Solche Tätigkeiten scheinen für Menschen mit neurologischen Erkrankungen also durchaus Stellenwert als gewünschte Therapieziele zu besitzen, umso mehr, wenn sie bereits in der Lage sind, an teilstationärer Therapie teilzunehmen. Sinnvolle Betätigung im Freizeitbereich kann für den Einzelnen auch sehr wichtig sein, wenn er sich noch nicht oder erst teilweise selbst versorgen kann. Schon in der Behandlungsphase Frührehabilitation werden manchmal wichtigste Anliegen wie „Gobelin sticken" o.Ä. genannt.

In ihrer bereits erwähnten Literaturauswertung fand Law (1998b) mehrere Untersuchungen, die darauf hinweisen, dass Betätigung in den Bereichen ‚Produktivität und Freizeit' einen wichtigen Beitrag zur Gesundheit leistet und vermuten lassen, dass die physische Unabhängigkeit, d.h. Selbstständigkeit in Bezug auf ADL, nicht der allein ausschlaggebende Faktor für Lebenszufriedenheit ist. Verschiedene Studien kamen sogar zu dem Ergebnis, dass viele Patienten nach ihrer Entlassung aus einer Klinik die oft mühsam erarbeitete Unabhängigkeit im Bereich der ‚Eigenen körperlichen Versorgung' wieder verlieren bzw. aufgeben, sich bei ADL helfen lassen und ihre Zeit stattdessen mit anderen, für sie wichtigeren Betätigungen zubringen.

Die Weltgesundheitsorganisation befragte im Rahmen einer internationalen Feldstudie zur Überarbeitung der ICIDH-2 Beta-2 (WHO, 1999) die 652 Teilnehmer jeweils anhand eines bestimmten Items, wer aus ihrer Sicht am geeignetsten sei, sowohl alltagsrelevante Einschränkungen innerhalb der einzelnen Komponenten der Funktionsfähigkeit und Behinderung der ICIDH-2 Beta-2 zu definieren als auch das diesbezügliche Outcome zu beurteilen: die behinderte Person selbst, ihre Angehörigen, Therapeuten/Ärzte („health professionals") oder Forscher. Lediglich in Bezug auf die Komponente Körperfunktionen und -strukturen („respiration") wurden Therapeuten und Ärzte von der Mehrheit als Experten gesehen. In Bezug auf Aktivitäten („getting around") gingen die Meinungen auseinander, jeweils 27% der Befragten hielten die behinderte Person selbst bzw. Therapeuten oder Ärzte für die geeignetste Person. Auf der Ebene der Partizipation bzw. Teilhabe („cultural celebration in the community") schließlich betrachtete eine Mehrheit den Menschen selbst (33%) bzw. dessen Bezugspersonen (16%) als Experten, Ärzte/ Therapeuten erhielten nur 11% der Erststimmen (WHO, 2000).
Dieses Ergebnis deutet darauf hin, dass eine klientenzentrierte Denkweise, welche die Ziele des Klienten respektiert, künftig an Bedeutung gewinnen könnte. Dafür spricht auch, dass die Beteiligung des Einzelnen an seiner Rehabilitation mit dem Inkrafttreten des SGB IX zum 01.07.2001 größeren Stellenwert erhalten hat. Das Bundesministerium für Gesundheit fördert seit September 2001 Modellprojekte zur Einbeziehung des Patienten in seine medizinische Versorgung (BGM, 2001).

3.3 Zusammenfassung und Diskussion

Für Therapeuten können aus der Durchführung des COPM Inkongruenzen zwischen den wichtigsten Anliegen des Klienten und eigenen Zielen bzw. Tätigkeiten aus dem ADL-Bereich, deren Erreichung als wichtiger Indikator ergotherapeutischer Ergebnisqualität gilt, entstehen. Für welche Therapieschwerpunkte und -ziele sich der Therapeut letztlich entscheidet, muss er im Einzelfall abwägen. Oft ist es möglich, mit dem Klienten über die Problematik zu sprechen und Kompromisse zu vereinbaren. Die meisten Menschen nennen im beschriebenen Setting auch zumindest ein bis zwei OPIs aus dem Bereich der ‚Eigenen körperlichen Versorgung', sofern sie dort Einschränkungen haben.

Der klientenzentrierte Ansatz erfordert vom Therapeuten höhere Flexibilität und die Fähigkeit, oft sehr individuelle Anliegen gemeinsam mit dem Klienten und unter Einbeziehung des sozialen Umfelds zu lösen. Klienten selbst scheinen ihre explizite Einbeziehung durch das Interview i.A. als sehr positiv zu empfinden, was sich oftmals in höherer Motivation und aktiverer Mitarbeit in der Therapie äußert. So ist anzunehmen, dass sie mit den erhaltenen Leistungen zufriedener sein könnten und die Therapie effektiver werden kann.

Therapeuten erhalten durch das kanadische Modell bessere Möglichkeiten zur Analyse und Reflexion der klinischen Tätigkeit. Das dazugehörige Assessment-Instrument scheint eine bedarfsorientiertere und individuellere Therapie zu ermöglichen. Zudem ist es in der Lage, das Outcome der Ergotherapie aus Sicht des Klienten für alle drei Bereiche der Betätigungs-Performanz zu erfassen, ein wichtiges Kernelement ergotherapeutischer Ergebnisqualität.

Insgesamt scheint der Einsatz des COPM sich also sehr positiv auszuwirken.

Allerdings ergeben sich v.a. bei der Durchführung des Interviews mit dem Patienten selbst im beschriebenen Setting einige Schwierigkeiten, die im Folgenden vorgestellt werden.

4 Mögliche Schwierigkeiten mit dem COPM

4.1 Häufige Schwierigkeiten von Patienten

4.1.1 Faktoren von Seiten des Patienten, die seine Mitarbeit erschweren

Ältere Menschen zeigen sich öfter skeptisch gegenüber dem COPM als jüngere (vgl. 5.1.2).

Störungen des Sprechens wie Dysarthrien oder Dysarthrophonien sind kein Hinderungsgrund für den Einsatz des COPM. In der Regel erschweren sie zwar die Durchführung, und es muss ein erhöhter Zeitbedarf eingeplant werden, wenn der Klient sich beispielsweise vorrangig schriftlich oder per Communicator mitteilen kann. Prinzipiell ist das COPM hier aber genauso einsetzbar wie bei mündlicher Kommunikation. Gleiches gilt für Menschen mit geblockter Trachealkanüle. Allerdings sollte der Therapeut hier besonders auf seine Gesprächsführung achten, da man in solchen Fällen eher dazu neigt, Beispiele vorzugeben, um seinem Gegenüber die Unterhaltung zu erleichtern (vgl. 4.3.4; 5.1.2; 5.1.3; 8.3).

Sprachstörungen wie Aphasie stellen dagegen einen häufigen Grund dar, weshalb das COPM mit dem Klienten selbst nicht oder nur zusammen mit einer Bezugsperson (vgl. 3.1.1) ausgefüllt werden kann. Das Wortverständnis darf zur Durchführung des COPM allenfalls leicht beeinträchtigt sein, und der Klient muss sich so äußern können, dass der Therapeut nicht bei jedem Punkt raten muss, was er sagen möchte. Bei mittelgradig beeinträchtigter verbaler Ausdrucksfähigkeit ist die Einbeziehung einer Bezugsperson sinnvoll, bei stark beeinträchtigter verbaler Ausdrucksfähigkeit kann es besser sein, das COPM nur mit der Bezugsperson durchzuführen.

Wird über den Klienten und seine möglichen Betätigungs-Performanz-Belange gesprochen, ohne dass er sich adäquat dazu äußern kann, kann dies sehr frustrierend für ihn sein. Bezugspersonen haben nämlich eventuell eine andere Sichtweise der Situation als der Betreffende selbst. Wenn sie dem Therapeuten über mutmaßliche Anliegen des Patienten berichten, die möglicherweise nicht seiner Auffassung entsprechen, wäre es wahrscheinlich eher qualvoll für ihn, wenn er in diesem Moment aufgrund seiner eingeschränkten Ausdrucksfähigkeit nicht korrigieren könnte. Hier erscheint es oft sinnvoller, das COPM nur mit der Bezugsperson zu machen.

Der Therapeut befragt sie über das Betätigungsverhalten des Klienten und evtl. resultierende Performanz-Anliegen aus ihrer Sicht und versucht im weiteren Verlauf der Therapie – ohne Verwendung des COPM – herauszufinden, ob die von der befragten Person formulierten OPIs auch die des Klienten sind und welche ihm davon besonders wichtig zu sein scheinen. Dieses Vorgehen erfordert i.d.R. auch einen geringeren Zeitaufwand als der Einsatz des COPM bei Menschen mit einer ausgeprägten Aphasie zusammen mit Bezugspersonen.

Der häufigste Hinderungsgrund zur Durchführung des COPM mit dem Patienten selbst sind im NKM neuropsychologische Beeinträchtigungen.

Bei Beeinträchtigungen der Orientierung, insbesondere zur Situation, erübrigt sich das COPM. Gleiches gilt für eine mittelgradig bis stark ausgeprägte Reduzierung des Antriebs, für mittlere bis starke Beeinträchtigungen von Aufmerksamkeits- oder Gedächtnisleistungen (insbesondere des Arbeitsgedächtnisses) sowie von Planen und Problemlösen.

Bei einer hirnorganisch bedingten Beeinträchtigung der Awareness kann die Durchführung des COPM entsprechend der Stadien nach McGlynn und Schacter (1989) mehr oder weniger sinnvoll sein bzw. mit unterschiedlichen Intentionen erfolgen.
Besteht eine globale Unawareness (Anosognosie) oder Unawareness für mehrere der Einschränkungen, hat das COPM i.d.R. keinen Nutzen. Am Übergang zwischen den Phasen der informellen und der auftauchenden Awareness, wenn der Patient seine Schwierigkeiten verbal beschreiben kann und sie z.T. bereits in dem Moment, wo sie ihn bei Alltagshandlungen beeinträchtigen, wahrnimmt, ist es oft eine gute Unterstützung für die Therapie (vgl. 3.1.1). Kleine Tätigkeiten können ausprobiert werden. Stellt der Klient dabei fest, dass eine Handlung nicht gelingt, versucht der Therapeut eine Verknüpfung zu den Beeinträchtigungen, die die Ausführung verhindern, herzustellen und die Handlung im Anschluss – z.B. geführt – zu einem erfolgreichen Ende

zu bringen. In manchen Fällen ist es im Stadium der auftauchenden Awareness bereits als Messinstrument einsetzbar.
Gleiches gilt bei Menschen in frühen Phasen der Erkrankung oder mit einer Anosodiaphorie, welche die Auswirkungen der Erkrankung auf ihren Alltag noch nicht (vollständig) realisiert haben oder bagatellisieren.

Wenig Sinn macht im beschriebenen Setting meist der Einsatz des COPM bei Menschen mit einer stärkeren depressiven Verstimmung oder gar akuten Depression (vgl. auch Waters, 1995). Auch ist es hier teilweise eher kontraindiziert, das Interview zusammen mit dem Patienten und einer Bezugsperson durchzuführen, da diese ihre Angehörigen dabei manchmal zu überfordern droht. Bei akuter psychotischer Symptomatik sollte man unserer Erfahrung nach auf seine Anwendung verzichten.

Bei leichter Ausprägung der aufgeführten Beeinträchtigungen entscheiden die genaue Art und Kombination der Defizite sowie das evtl. gleichzeitige Vorliegen einer Aphasie bzw. auch die Kombination mit dem Stand der Krankheitsverarbeitung oder der allgemeinen bzw. kognitiven Belastbarkeit über die Anwendbarkeit des COPM.

Von daher muss letztlich im Einzelfall abgewogen werden, ob das COPM durchführbar ist oder nicht. Für eine solche Entscheidung ist es hilfreich, sich zu vergegenwärtigen, welche Anforderungen das Interview im Einzelnen stellt (vgl. 4.1.2). Als Faustregel sollte gelten, es lieber einmal zu oft zu versuchen als einmal zu wenig. Auch wenn es nicht als Messinstrument einsetzbar ist, kann seine Anwendung sinnvoll sein (vgl. 3.1.1).

4.1.2 Anforderungen des Interviews

Mit fünf Teilschritten stellt das Interview eine recht komplexe Anforderung dar.
Zunächst soll der Klient für die Teilbereiche der Betätigungs-Performanz seine momentan im Alltag auftretenden Schwierigkeiten benennen. Dazu muss er in der Lage sein, sich mindestens 15 bis 20 Minuten auf diese Aufgabe zu konzentrieren. Leichte Einbrüche oder Schwankungen in der Aufmerksamkeit sind dabei unproblematisch, sofern er – evtl. nach einer kurzen Pause – mit Hilfe des Therapeuten wieder an dem Punkt anknüpfen kann, an dem er von der Thematik abgekommen war.

Das COPM ist der erste Schritt eines Prozesses, der den Klienten befähigen soll, Probleme in seinem Alltag zu benennen, zu analysieren und Lösungsansätze zu entwickeln. Beim Vorgehen nach dem Praxisleitfaden des NKM muss er seine Anliegen bereits im Interview grob auf ihre Komponenten, äußere Rahmenbedingungen, unter denen er sie normalerweise ausführt, und Faktoren, die seine Performanz im Augenblick beeinträchtigen, analysieren können. Der Therapeut sollte hierbei nur unterstützen, indem er Fragen stellt wie z.B.:

- *Wie haben Sie diese Tätigkeit vor Ihrer Erkrankung ausgeführt?*
- *Was ist jetzt anders / Was geht nicht mehr?*
- *Woran liegt das Ihrer Meinung nach?*
- *Wie schaut die Umgebung aus (z.B. der Weg vom Bett zum Badezimmer), in der Sie diese Tätigkeit normalerweise ausführen?*

Kann der Klient nicht zumindest solche Fragen beantworten, macht die Durchführung des Interviews zu diesem Zeitpunkt noch keinen Sinn.

Sind alle Betätigungs-Performanz-Anliegen benannt, soll er auf einer vor ihm liegenden Skala von eins bis zehn bewerten, wie wichtig jedes für ihn ist. Diese Bewertung – ebenso wie später die Beurteilung von Performanz und Zufriedenheit auf der gleichen Skala – bereitet die häufigsten Schwierigkeiten. Zum einen erfordert sie einen gewissen Überblick des Klienten über alle von ihm bisher genannten Anliegen, um die Gewichtung der einzelnen Items im Vergleich zueinander einzuschätzen. Zum anderen können viele anscheinend nicht nachvollziehen, warum sie die Tätigkeiten priorisieren sollen. Manchmal wird erst deutlich, dass die Aufgabe wahrscheinlich nicht verstanden wurde, wenn keine der oben als sehr wichtig, d.h. mit Zahlen wie neun oder zehn bewerteten Tätigkeiten als Therapieziele benannt werden. In diesem Fall sollte das COPM zwar zu Ende geführt werden, es ist jedoch (noch) nicht sinnvoll als Messinstrument einsetzbar (vgl. 8.4). Auch wenn die Priorisierung bei vielen Klienten auf Unverständnis stößt und oft viel Zeit in Anspruch nimmt, sollte sie dennoch ausgeführt werden. Zum einen kann der Therapeut dadurch abschätzen, ob der Klient mit der Skala zurechtkommt, zum anderen erhält dieser eine „Übungsmöglichkeit", so dass er sich bei der späteren Beurteilung von Performanz und Zufriedenheit besser auf den Inhalt konzentrieren kann, da er nicht mehr so viel Aufmerksamkeit für die Skala benötigt.

Ist die „Hürde“ der Priorisierung überwunden, soll er aus den Betätigungs-Performanz-Belangen ein bis fünf Anliegen auswählen, die für ihn momentan im Vordergrund stehen. Dieser Schritt bereitet i.A. wenig Probleme. Es kommt vor, dass ihm spontan Anliegen einfallen, die er bisher nicht genannt hatte. Kann er sie noch nachträglich einem Teilbereich der Betätigungs-Performanz zuordnen und priorisieren, werden sie in den Bogen übernommen.

Nun folgen als vierter und fünfter Schritt die Bewertung nach Performanz und Zufriedenheit. Häufige Schwierigkeiten wurden bei der Priorisierung dargestellt.

Neben den Anforderungen des Interviews selbst bereitet im beschriebenen Setting auch das Material nicht selten Schwierigkeiten. Die Anleitungen für Therapeuten im COPM-Bogen (CAOT, 1998a) lenken die Klienten teilweise ab. Einige möchten erst das „Kleingedruckte“ lesen, bevor sie sich auf das Gespräch konzentrieren können, was manchmal fünf bis zehn Minuten dauern kann.

Im Handbuch (CAOT, 1998b) gibt es für die Bewertung der Wichtigkeit, Performanz und Zufriedenheit jeweils ein eigenes Kärtchen, auf dem die Skala von eins bis zehn abgebildet ist. Viele ältere Menschen können die kleinen Zahlen und Schrift nicht lesen. Nicht wenige Klienten bleiben beim Entziffern der Worte hängen, so dass sie von der Bewertung abkommen können und zudem Zeit verloren geht. Insbesondere mit dem Begriff „Performance“ können die wenigsten etwas anfangen. Trotz vorangegangener Erklärung des Therapeuten wird an dieser Stelle oft nochmals nachgefragt, was das Wort zu bedeuten habe. Einige fühlen sich „verschaukelt“, wenn für die gleiche Bewertung immer wieder ein neues Kärtchen hervorgeholt wird, und viele werden dadurch abgelenkt.

4.2 Schwierigkeiten mit dem OPP

Der im OPP dargestellte absteigende Ansatz mit der Durchführung des COPM in der ersten Therapieeinheit ist im NKM nicht immer realisierbar.

Die meisten Patienten befinden sich in einem sehr frühen Stadium der Erkrankung. Die wenigsten denken in dieser Phase bereits darüber nach, was es für ihr Leben zu Hause bedeuten würde, wenn die mo-

mentan erfahrenen Beeinträchtigungen bestehen blieben. Oft hatten sie erst wenig Gelegenheit, die Auswirkungen der Erkrankung auf alltagsbezogene Tätigkeiten zu erfahren, z.B. da ihnen möglicherweise bisher kaum Aktivitäten abverlangt wurden, Kliniken i.d.R. „behindertengerecht" eingerichtet sind etc. Für viele ist es zu diesem Zeitpunkt noch nicht möglich, konkrete alltagsbezogene Prioritäten zu benennen. Oft werden hier sehr allgemein gehaltene Performanz-Komponenten als Anliegen formuliert, wie etwa den Arm wieder bewegen zu können, wieder gesund zu werden o.Ä.
Mit dem Ereignis verlieren die Betroffenen ihren gewohnten Kontext wie das physische, soziale und z.T. institutionelle Umfeld sowie die daran gebundenen Gewohnheiten, Anforderungen, Abläufe etc. Stattdessen gilt es für sie, sich an eine Klinik mit dem entsprechenden Tagesablauf, Personal, Räumlichkeiten, Forderungen und Angeboten zu gewöhnen. Das COPM macht i.d.R. mehr Sinn, wenn sich der Einzelne etwas an seine neue Situation und auch in der Klinik eingewöhnt hat. Dies kann einen zeitlichen Rahmen von einigen Tagen bis zu zwei Wochen umfassen. Zwischen Therapeut und Klient entsteht in dieser Zeit ein Vertrauensverhältnis, welches unserer Erfahrung nach das Interview erleichtert.

Auch scheinen ältere Menschen das Interview seltener abzulehnen, wenn vorher schon einige Therapiestunden stattgefunden haben (vgl. 5.1.2).

Die etwas spätere Durchführung erscheint besonders wichtig bei Menschen, die kognitive Beeinträchtigungen haben könnten. Hat man keine ausreichenden objektiven Informationen (von Seiten der Pflege oder durch eigene Beobachtungen) über alltagsrelevante Fähigkeiten des Klienten, stößt man im Interview sehr bald an Grenzen.

Was soll der Therapeut etwa tun, wenn der Klient Betätigungen aus dem ADL-Bereich nicht als Anliegen benennt und dem Ersteindruck nach nicht sicher beurteilbar ist, ob er hier tatsächlich keine Probleme hat, ob er diese nicht sieht oder ob er sie aus anderen Gründen nicht benennt?

Würde der Therapeut für jede möglicherweise schwierige Tätigkeit nachfragen, ob diese nicht problematisch für den Klienten sei, würde der Gesprächsverlauf durch häufige Unterbrechungen gestört. Weiterhin könnte er durch das Vorgeben konkreter Beispiele den Klienten beeinflussen (vgl. 4.3.4; 5.1.2; 5.1.3). Letzterer könnte das Verhalten

möglicherweise als Infragestellen seiner Aussagen interpretieren. Der klientenzentrierte Ansatz richtet sein Augenmerk in hohem Maße auf die Stärken des Klienten. Daher erscheint es unglücklich, wenn der Therapeut schon in der ersten Stunde und gerade durch die Anwendung des COPM ständig nach Defiziten fragen und sie so in den Vordergrund stellen würde. Schließlich könnte infolge nicht bekannter neuropsychologischer Beeinträchtigungen das COPM scheitern und somit die Therapie bereits mit einem Misserfolgserlebnis beginnen.
Identifiziert der Klient keine Betätigungs-Performanz-Anliegen, besteht nach dem OPPM keine Therapieindikation. Nur wenn der Therapeut sicher ist, dass sein Gegenüber kognitiv in der Lage wäre, Probleme zu sehen und zu benennen, kann er die Therapie in Absprache mit dem Arzt absetzen, wenn der Betreffende keine Ziele nennt und auch unter Einbeziehung des sozialen Umfeldes keine Indikation gefunden wird. Vor Einsatz des COPM sollte daher unserer Erfahrung nach besser abgeklärt werden, ob und in welcher Ausprägung neuropsychologische Beeinträchtigungen vorliegen. Der Therapeut sollte sich einen Eindruck verschafft haben, ob das Interview beim Betreffenden möglich wäre, und wo im Klinikalltag feststellbare Beeinträchtigungen der Performanz bestehen, um das, was dieser sagt, für sich besser einordnen zu können.

Auch Law et al. „(...) schlagen vor, dass der Therapeut das COPM dann einsetzen sollte, wenn nach seiner Einschätzung der Klient fähig ist, den Prozess zu verstehen und Occupational Performance Probleme zu identifizieren.“ (CAOT, 1998b, S. 15). Dies erfordert im beschriebenen Setting, dass er den Klienten bereits kennt.

Aus der Durchführung des COPM als ersten Schritt des ergotherapeutischen Prozesses resultiert im NKM eine weitere Problematik.
Werden in der ersten Therapieeinheit die für den Klienten aus seiner Sicht momentan wichtigsten Betätigungs-Performanz-Anliegen sowie deren Bewertung nach Performanz und Zufriedenheit erhoben, kommt es nicht selten vor, dass er als wichtigste Anliegen solche nennt, an denen i.R. der Ergotherapie nicht gearbeitet werden kann. Dies stellt sich jedoch erst bei Schritt 3 heraus, wenn die Performanz-Komponenten und Umweltbedingungen analysiert werden, die zur Beeinträchtigung der Betätigungs-Performanz führen.

In Schritt 5 des Prozesses vereinbaren Klient und Therapeut aus dieser Analyse resultierende Ziele für die Ergotherapie und legen den entsprechenden Aktionsplan fest. Die Veränderungen werden in Schritt 7 jedoch wieder an den Betätigungs-Performanz-Anliegen gemessen, die der Klient in Schritt 1 als wichtigste benannt hatte, welche jedoch nicht unbedingt Therapieinhalt waren.

Dieser auf den ersten Blick vielleicht etwas verwirrend erscheinende Sachverhalt soll anhand eines Beispiels veranschaulicht werden:

Im COPM-Interview (Schritt 1) nennt der Klient als wichtigste Performanz-Anliegen:

1. *Essen*
2. *Kann nicht mehr lesen*
3. *Halbtags arbeiten in seinem eigenen Geschäft, einer Buchhandlung.*

Er bewertet diese OPIs nach Performanz und Zufriedenheit. Bei Schritt 3, der Analyse der Performanz-Komponenten und Umweltbedingungen in Bezug auf diese für ihn wichtigsten Anliegen stellt sich heraus, dass er momentan infolge einer Schluckstörung nicht essen kann. Diese wird in unserem Hause nicht von der Ergotherapie behandelt. Weiterhin erfährt der Therapeut, dass sich das Sehen des Klienten aufgrund einer progredienten Erkrankung seit Jahren verschlechtert und dieser bereits alle verfügbaren Hilfsmittel zum Lesen besitzt. Ihm ist seit längerem bekannt, dass er in absehbarer Zeit erblinden wird. Die Visuseinschränkung ist auch der Grund, aus dem er demnächst seine Buchhandlung verkaufen muss. Erste Schritte dazu hat er bereits in die Wege geleitet, es fällt ihm jedoch schwer, dies zu akzeptieren.
Diese Faktoren hatte er im Interview nicht benannt, da der Therapeut nach den momentan für ihn im Vordergrund stehenden Problemen gefragt hatte, nicht aber nach möglichen Zielen. Aus diesem Grund ist das zweite Anliegen des Klienten auch negativ formuliert (vgl. 6.2.1). Der Therapeut muss dem Klienten nun mitteilen, dass leider keines der von ihm genannten Betätigungs-Performanz-Anliegen durch Ergotherapie verbessert werden könne. Der Klient reagiert enttäuscht. Nachdem der Therapeut ihn über das Leistungsangebot der Ergotherapie im NKM aufgeklärt hat, befragt er ihn nochmals formlos zu möglichen Anliegen, bei deren Bewältigung er ihn unterstützen könnte. Sie beschließen (Schritt 5), Strategien zu erarbeiten, wie der Klient den drohenden Verlust von wichtigstem Hobby und Beruf durch andere für ihn ebenfalls

bedeutsame und sinnvolle Betätigungen kompensieren könnte sowie taktile Fähigkeiten zu trainieren, die er in zunehmendem Maße benötigt, um die Visuseinschränkung auszugleichen.

Im Therapieverlauf arbeiten sie erfolgreich an diesen Zielen; der Klient findet ein neues Hobby und die Veränderungen, mit denen er infolge des Sehverlustes konfrontiert ist, erscheinen nicht mehr so beeinträchtigend. Bei erneuter Erhebung des COPM in Schritt 7 beurteilt der Klient jedoch wieder die von ihm anfangs genannten wichtigsten Anliegen, an denen Ergotherapie nichts verändert hat.
Evtl. hat sich im Therapieverlauf sogar seine Zufriedenheit in Bezug auf die Probleme 2 und 3 verbessert, da er sich jetzt mit seiner Situation besser auseinander gesetzt hat und in der Therapie aktiv geworden ist, um sein Leben nach der Erblindung anzugehen. Allerdings scheint das COPM hier weniger das alltagsrelevante Outcome der Ergotherapie aus Sicht des Klienten zu messen, sondern einerseits das alltagsrelevante Ergebnis der Schlucktherapie aus seiner Sicht sowie andererseits die Veränderung seiner subjektiven Einschätzung in Bezug auf seine Lebenssituation.

In einem Fallbeispiel von Fearing et al. (1998, S. 81, Übers. d. A.) wird diese letztere Problematik umgangen, indem – so scheint es zumindest – die wichtigsten Performanz-Belange zwischen erster und zweiter Erhebung des COPM umformuliert werden. So können zu Beginn der Therapie die wichtigsten Betätigungs-Performanz-Anliegen beurteilt werden und am Ende der Therapie möglicherweise das angestrebte Outcome. Die Klientin identifiziert und beurteilt in Schritt 1 folgende Betätigungs-Performanz-Anliegen:

„1. ‚Ich bezweifle, dass ich noch länger eigenständig leben kann. Ich war bereits so dekompensiert, dass ich nichts mehr gegessen habe und nicht mehr aus dem Bett gekommen bin – obwohl ich auch nicht geschlafen habe.'
Performanz 1/10 (COPM); Zufriedenheit 1/10 (COPM)

2. ‚Ich habe mich von allem abgekapselt. Früher habe ich immer Freunde getroffen, mich angeboten zu helfen und im Garten gearbeitet. Aber heute fühle ich, ich habe nichts mehr.'
Performanz 2/10; Zufriedenheit 1/10."

In Schritt 5 vereinbaren Klientin und Therapeut folgende angestrebte Ergebnisse:

„1. Wieder alleine und unabhängig leben können;
2. Wieder Kontakt aufnehmen zu Freunden und Menschen, die sie unterstützen;
3. Mindestens zwei neue Freizeitaktivitäten in der Gemeinde entwikkeln und verfolgen, die ihr helfen werden, ihr soziales Netzwerk zu erweitern."

In Schritt 7 schließlich scheint die Klientin das Outcome in Bezug auf positiv formulierte Belange zu beurteilen, obwohl im Bogen eigentlich noch die negativ formulierten Anliegen der ersten Erhebung stehen müssten:

„1. Fähigkeit unabhängig zu leben in Bezug auf Essensvorbereitung und eigene körperliche Versorgung
Performanz 7/10; Zufriedenheit 8/10
2. Kontaktaufnahme zu Freunden und zwei neue Freizeitaktivitäten
Performanz 8/10; Zufriedenheit 10/10."

Durch das zwischenzeitliche Umformulieren der Betätigungs-Performanz-Belange können am Ende der Therapie möglicherweise Performanz und Zufriedenheit in Bezug auf das angestrebte Outcome gemessen werden. Problematisch erscheint dabei die Frage, was die Differenzen im COPM ausdrücken, wenn bei erster und zweiter Erhebung unterschiedliche oder zumindest anders formulierte Belange beurteilt werden. In anderen Fallbeispielen in der Literatur sind i.d.R. auch die negativen Belange beibehalten.

Zusammenfassend lässt sich festhalten, dass das COPM im beschriebenen Setting weniger konkrete Hinweise für die Festlegung eines Aktionsplans für die Ergotherapie bietet, wenn es zu Beginn des ergotherapeutischen Prozesses durchgeführt und dabei alle OPIs des Klienten gesammelt werden. Häufig weckt es im Klienten Hoffnungen, wenn der Therapeut sich eine Therapieeinheit lang Zeit nimmt, um alle seine Betätigungs-Performanz-Belange zu notieren, ihn bittet, sie zu priorisieren und die wichtigsten davon nach Performanz und Zufriedenheit zu beurteilen. Stellt sich dann heraus, dass diese Anliegen im Rahmen der Ergotherapie nicht angegangen werden können, resultiert daraus oft Enttäuschung. Sowohl Therapeuten als auch Klienten stellen in diesem Fall ab und zu die Frage, wozu der Zeitaufwand betrieben worden sei. Das COPM kann dann auch nicht oder nur teilweise zur

Evaluation des alltagsrelevanten Outcome der Ergotherapie aus Sicht des Klienten beitragen.

4.3 Fragen in Bezug auf die Durchführung des Interviews

4.3.1 Ablauf des Interviews

Das COPM erfolgt in Form eines „halbstrukturierten“ (CAOT, 1998d, S. 20), d.h. teilstandardisierten Interviews. Der grobe Ablauf ist in vier Schritte gegliedert und die Thematik – Betätigungs-Performanz-Anliegen – in etwa festgelegt.

„COPM Schritt 1: Problemidentifizierung“

Das Sammeln und Validieren der Performanz-Belange beansprucht i.d.R. etwa 80 bis 90% der Zeit im Interview. Hier könnten die Teilbereiche der Betätigungs-Performanz im COPM-Bogen als Interview-Leitfaden dienen, was in Bezug auf die erste Version auch beschrieben wird (Law et al., 1990; Pollock, 1993).
Beim ersten Schritt werden alle Teilbereiche der Reihe nach durchgegangen, wobei der Therapeut jeden Punkt vorliest und den Klienten fragt, ob hier Probleme bestünden. Bejaht er, wird nachgefragt, um welche Belange es sich konkret handle, andernfalls weitergegangen zum nächsten Punkt.
Seit der zweiten Version des Bogens weisen die Autoren allerdings explizit darauf hin, dass es „(...) wichtig [sei], einen eigenen Stil für diese Interviews zu entwickeln, da es keine detaillierte Anleitung gibt.“ (Law et al., 1999, S. 166). „Um den Gesprächscharakter des COPM-Interviews zu betonen, erfolgen die Anweisungen an den Klienten für Schritt 1 nicht mehr in Form von Fragen.“ (CAOT, 1998d, S. 17). Dieser Schritt würde daher relativ frei und non-direktiv gehalten. In diesem Fall „(...) sollte der Klient die Richtung angeben können.“ (idem, S. 34). Der Therapeut nimmt die Performanz-Belange, die er aus dieser Erzählung heraushört, in den Bogen auf, nachdem er sich vergewissert hat, dass er auch das aufschreibt, was sein Gesprächspartner sagen wollte (**Validierung/Validieren** der Betätigungs-Performanz-Belange / „Validating (...) Occupational Performance Issues“); (Stanton et al., 1997, S. 65) (vgl. 8.3). Gut geeignet ist hierzu das **Paraphrasieren** (Fearing et al., 1998).

Ein Tagesablauf kann – muss aber nicht – als Hilfestellung verwendet werden, um das auf diese Weise geführte Interview zu strukturieren (vgl. CAOT, 1998b, S. 2; 1998d, S. 34). Hier wird der Klient gebeten, sich einen typischen Tagesablauf vorzustellen, zu beschreiben und zu bedenken, welche Schwierigkeiten aufgrund seiner Erkrankung jetzt im Alltag auftreten.

Diese Art der Strukturierung gelingt im beschriebenen Setting nur in Ausnahmefällen.
Spätestens „nach dem Mittagessen" beginnt sich das Gespräch meist anders zu entwickeln. Zudem fragt der Klient i.d.R. nach, ob er sich einen Tagesablauf in der Klinik oder daheim vorstellen solle. Antwortet der Therapeut mit „Klinik", erzählt er wenig über seine Freizeit oder sein Lebensumfeld. Sagt der Therapeut, er solle sich vorrangig an der Situation zu Hause orientieren, sind die Belange oft Fernziele, an die zum Zeitpunkt der ersten Erhebung noch nicht einmal zu denken ist. Fordert man den Betreffenden explizit auf, beide Situationen in seine Überlegungen einzubeziehen, erscheinen manche der Klienten überfordert.

Bei den letzten beiden Arten der Durchführung ist nicht explizit festgelegt, ob der Therapeut die Probleme den Teilbereichen der Betätigungs-Performanz zuordnet oder ob der Klient dies tut. Auch widersprechen sich die Angaben, ob hier alle Teilbereiche der Betätigungs-Performanz angesprochen werden sollten (CAOT, 1998d, S. 13) oder nicht (idem, S. 35).

In Kanada werden nach wie vor alle drei Ansätze angewandt (Mary Law, persönliche Mitteilung vom 06. November 2000), in Abhängigkeit von Präferenzen des individuellen Therapeuten, der Klientengruppe und kognitiven Fähigkeiten des Einzelnen. Bei kognitiv nicht oder kaum beeinträchtigten Menschen scheint sich dort die relativ freie Durchführung des ersten Schrittes oder die Orientierung an einem Tagesablauf am besten bewährt zu haben. Für kognitiv beeinträchtigte Menschen oder solche, die mit dem freien Erzählen nicht gut zurechtkommen, empfehle sich eher ein strukturierterer Ansatz.

„COPM Schritt 2: Einstufung der Wichtigkeit"

„Nachdem der Klient seine spezifischen Probleme identifiziert hat, wird er gebeten, die Bedeutung dieser Tätigkeiten für sein Leben einzustufen." (CAOT, 1998d, S. 38). Das geschieht durch die Frage „Wie wichtig ist es Ihnen, diese Tätigkeit ausführen zu können?" (idem, S. 39). „Durch diese Einstufung soll sichergestellt werden, daß der Therapeut vom Klienten selbst erfährt, welche Prioritäten in der Behandlung gesetzt werden sollen." (Law et al., 1999, S. 167).

Nicht immer scheinen diese Aspekte gleichbedeutend zu sein. Fragt man jemanden, wie wichtig es ihm sei, eine Tätigkeit wie z.B. Hochgebirgsjagd ausführen zu können, erhält man ab und zu die Gegenfrage, ob er beurteilen solle, wie wichtig ihm dieses Anliegen generell – d.h. für sein Leben – sei, oder wie wichtig es ihm sei, dass er diese Tätigkeit nach dem Klinikaufenthalt wieder könne – d.h. ob er beurteilen solle, welche Priorität das Anliegen für die Behandlung habe.

„COPM Schritt 3: Bewertung"

„Im dritten Schritt bittet der Therapeut den Klienten, sich die Einstufung der Wichtigkeit anzusehen und bis zu fünf Probleme auszuwählen, auf die sich die ergotherapeutische Behandlung zunächst konzentrieren soll. Dabei ist es nicht unbedingt notwendig, daß der Klient die fünf wichtigsten Probleme nennt (...)" (Law et al., 1999, S. 167; Hervorhebung im Original). Im Handbuch ist ein etwas anderes Vorgehen beschrieben. „Anhand der in Schritt 2 gewonnenen Erkenntnisse wählt der Klient nun bis zu fünf Probleme aus, die ihm am dringendsten oder wichtigsten sind. Als sinnvoll hat es sich erwiesen, für den Klienten die fünf Probleme hervorzuheben, denen er die höchste Punktzahl auf der Wichtigkeitsskala gegeben hat, und zu fragen, ob dies auch die wichtigsten Themen für die Behandlung sind" (CAOT, 1998d, S. 40).

Hier zeigt sich wieder die Unklarheit in Bezug auf die Priorisierung (s.o.). Soll der Klient die Anliegen auswählen, an denen er dringend etwas ändern möchte oder diejenigen, welche am wichtigsten für sein Leben sind, oder die wichtigsten Themen für die Behandlung? Je nachdem, wie der Therapeut den Klienten dazu auffordert, könnte dieser unterschiedliche Belange auswählen.

Im beschriebenen Setting sind nicht selten mehr als fünf Anliegen mit der Wichtigkeit von 10 Punkten versehen. Welche davon soll der Therapeut dem Klienten vorgeben? Gibt er keine vor, nennen die Klienten ab und zu Anliegen, die sie vorher nicht erwähnt hatten, die ihnen aber am wichtigsten von allen sind.

Im Anschluss soll der Klient für jede der ein bis fünf ausgewählten Tätigkeiten beurteilen, wie gut er sie zurzeit ausführen kann (Performanz) und wie zufrieden er damit ist, wie er zurzeit diese Tätigkeit ausführen kann. Diese Fragen sind festgelegt (CAOT, 1998d, S. 41). Ob zuerst Performanz und Zufriedenheit in Bezug auf ein Item beurteilt werden sollen oder als Erstes die Performanz und dann die Zufriedenheit in Bezug auf alle ein bis fünf Anliegen, bleibt dem Therapeuten überlassen (idem).

„COPM Schritt 4: Erneute Befunderhebung“

„Die PERFORMANCE und ZUFRIEDENHEIT werden erneut auf der 10-Punkt-Skala bewertet und die Punkte in die Spalten für die 2. Befunderhebung eingetragen.“ (idem, S. 44, Hervorhebung im Original).

4.3.2 Formulierung der (wichtigsten) Betätigungs-Performanz-Belange

Viele OPIs – wie z.B. ‚Wieder arbeiten als Taxifahrer‘, ‚Segelfliegen‘, ‚Hochgebirgsjagd‘ etc. – sind im beschriebenen Setting (noch) nicht direkt zu beüben oder zu realisieren. Sie erscheinen **„zu fern“** bzw. **„zu groß“** formuliert. Bei der zweiten Erhebung sind sie aus Sicht des Klienten oft nicht beurteilbar, da er sie noch nicht ausprobiert hat. Viele argumentieren, bestimmt hätten sie in Bezug auf dieses Anliegen Fortschritte gemacht, aber wie viel könnten sie nicht einschätzen. Immer wieder ergab sich daher die Frage, ob mit dem COPM Ziele für die Ergotherapie vereinbart werden oder alle Anliegen notiert und auch als Ziele akzeptiert werden sollten.

Andere Betätigungs-Performanz-Belange sind für Klienten bei der zweiten Erhebung schlecht beurteilbar, weil sie nicht mehr genau wissen, nach welchen Kriterien sie sie zu Beginn beurteilt oder weshalb sie sie überhaupt genannt haben. Viele der wichtigsten OPIs erscheinen **„zu klein“** formuliert, mit zu geringem Bezug zu einer alltagsrelevanten, sinn- und bedeutungsvollen Tätigkeit.

Lautet das Anliegen etwa ‚Buch halten können', könnte der Klient bei der zweiten Erhebung reflektieren, natürlich könne er das und sich fragen, weshalb es relevant für ihn gewesen sei. Lesen im Bett könne er natürlich noch nicht gut, weil er das Buch nach wie vor nur mit einer Hand halten könne. Aber im Bogen stehe ja ‚Buch halten', nicht ‚Lesen im Bett'.

Eine ähnlich gelagerte Problematik ergibt sich für Klienten bei **unkonkret** formulierten Anliegen wie ‚Sitzen', ‚Mobilität', ‚Gehen', ‚Lesen', ‚Schreiben' etc.

Sind OPIs bei der ersten Erhebung nicht möglich, erscheint es relativ nahe liegend, sowohl Performanz als auch Zufriedenheit auf der Skala von eins bis zehn mit einem der niedrigsten Werte zu bewerten, ohne sich Gedanken über Beurteilungskriterien bzgl. der Ausführung einer Tätigkeit zu machen.
Kann jemand z.B. anfangs noch gar nicht schreiben und bewertet diese Tätigkeit daher mit eins für Performanz und eins für Zufriedenheit, passiert es häufig, dass er bei der zweiten Erhebung zwar durchaus einige Sätze oder zumindest seine Unterschrift (objektiv) gut schreiben kann, er das Schreiben jedoch benötigt, um z.B. seitenlange Briefe zu verfassen.

Nicht selten fragen die Klienten in solchen Fällen beim Therapeuten nach, was sie nun beurteilen sollen, ‚Briefe schreiben' oder die Aktivität[1] ‚Überhaupt schreiben können'.
Der Therapeut könnte in diesem Fall versucht sein, für eine Beurteilung der Aktivität zu plädieren, da sich hier deutliche Differenzen von Performanz und Zufriedenheit ergeben könnten, während in Bezug auf das ‚Briefe schreiben' das Outcome der Therapie aus Sicht des Klienten sicher nicht besonders gut sein wird.

In der Literatur finden sich kaum konkrete Hinweise in Bezug auf die Frage, was der Therapeut in dem Fall, dass er bereits während des Interviews den Verdacht hat, ein Anliegen sei zu groß, zu klein oder zu unkonkret formuliert, tun solle.
Es war unklar, ob diese trotzdem so notiert werden sollten, wie der Klient sie nennt.

---

1 Zur Definition der Begriffe Aufgabe, Betätigung und Aktivität s. 4.3.3.

4.3.3 Abgrenzung von Performanz-Komponenten

Was im Interview zu tun sei, wenn der Klient Performanz-Komponenten nennt, ist im Manual (CAOT, 1998d) nicht angegeben. Es findet sich lediglich der Hinweis, dass „Garner und Kollegen (1997) bemerken, daß das COPM nicht die Beurteilung von Performanz-Komponenten ermöglicht.", wofür es jedoch „(...) niemals gedacht war." (CAOT, 1998d, S. 24). Für Therapeuten im beschriebenen Setting stellt sich häufig die Frage, welche Anliegen des Klienten Performanz-Komponenten seien, ob sie notiert werden sollten und wenn ja, ob in denjenigen der Teilbereiche der Betätigungs-Performanz, denen der Klient sie i.d.R. spontan und unaufgefordert zuordnet, oder an anderer Stelle des Bogens.

Performanz-Komponenten sind als „Affektive, kognitive oder physische Performanz von Individuen" beschrieben (CAOT, 1997, S. 180, Übers. d. A.). ‚Den Arm (besser) bewegen können' ist ein Beispiel für eine im beschriebenen Setting häufig genannte Performanz-Komponente, die übereinstimmend als solche interpretiert wird.
Was aber geschieht mit Tätigkeiten wie ‚Buch halten', ‚Gabel halten', ‚Sitzen', ‚Gehen', ‚Mobilität' etc., die ebenfalls von sehr vielen Klienten genannt werden? Die Aussage, das COPM messe **Betätigungs-**Performanz, also „(...) die Fähigkeit, (...) **Betätigungen [occupations]** auszuwählen, zu organisieren und zufriedenstellend auszuführen (...)" (CAOT, 1997, S. 30, zit. nach Law et al., 1999, S. 157; Hervorhebung durch Verf.), führte viele Therapeuten zu dem Schluss, dass auch solche Anliegen Performanz-Komponenten seien, da sie keine Betätigungen i.e.S. darstellten.

Betätigung (Occupation) wird umschrieben als „Gruppen von Aktivitäten [activities] und Aufgaben [tasks] des täglichen Lebens, die benannt und organisiert sind und die ihren Wert und ihre Bedeutung erhalten durch Individuen und eine Kultur; Betätigung ist alles was Menschen tun, um sich zu betätigen [to occupy themselves], einschließlich sich selbst zu versorgen (Selbstversorgung), das Leben zu genießen (Freizeit) und zur sozialen und wirtschaftlichen Struktur einer Gemeinschaft beizutragen (Produktivität); (Betätigung ist) das Hauptanliegen und therapeutische Medium der Ergotherapie." (CAOT, 1997, S. 181, Übers. d. A.). Der Begriff Betätigung ist den Autoren zufolge weit umfassender als die Begriffe Aufgabe oder Aktivität (s.u.). Jede Betätigung bestehe aus vielen Aufgaben, diese wiederum aus verschiedenen Aktivitäten. Aufgaben und Aktivitäten mögen der Erfüllung von Zielen dienen, doch erst Betätigung gebe dem Leben Bedeutung und Sinn.

Anliegen wie ‚Gabel halten können', ‚Knöpfe schließen' etc. können zwar alltagsrelevante Tätigkeiten und wichtig für den Einzelnen sein, tragen letztendlich wohl auch zu seiner Betätigungs-Performanz bei. Allerdings stellen sie keine Betätigungen im oben definierten Sinn dar, die dem Leben Bedeutung und Sinn verleihen. Sie scheinen Aktivitäten oder Aufgaben zu sein.

Law et al. (1996; zit. nach Law et al., 1997, S. 33 f., Übers. d.A.) definieren **Aufgabe (task)** als „(...) eine Menge auf ein Ziel gerichteter Aktivitäten, die ein Mensch durchführt. Ein Beispiel für eine Aufgabe wäre einen Bericht zu schreiben." Eine **Aktivität (activity)** ist demzufolge die Grundeinheit einer Aufgabe, „(...) eine einzelne Tätigkeit, die zur Erfüllung einer Aufgabe beiträgt. Aktivitäten innerhalb der Aufgabe einen Bericht zu schreiben wären etwa einen ersten groben Entwurf dieses Berichts zu erstellen oder den fertigen Bericht auf Verständlichkeit und Klarheit der Gliederung zu überprüfen." (idem). Den Aktivitäten müsste man für dieses Beispiel wahrscheinlich auch basalere Tätigkeiten wie Schreiben, lange genug sitzen können, um den Bericht zu verfassen, Briefumschlag zukleben etc. zuordnen, da nur die Ebenen Aktivität, Aufgabe und Betätigung benannt sind.

Die Ebene von Aufgaben und Aktivitäten, die zwischen Betätigungen und Performanz-Komponenten liegen müsste, scheint im kanadischen Modell zu fehlen, v.a. wenn man die drei Bereiche ‚Selbstversorgung, Produktivität und Freizeit' als „Bereiche der Betätigung" versteht (z.B. CAOT, 1997, S. 32; Sumsion, 1999b, S. 8; George et al., S. 185; Harth, 2001, S. 108) (vgl. McColl & Pranger, 1994). Daraus entstand in der praktischen Arbeit der Schluss, alle OPIs, die keine Betätigungen sind, müssten Performanz-Komponenten sein. Da Betätigungen im beschriebenen Setting oft noch nicht ausprobiert werden können bzw. zu fern erscheinen (vgl. 4.3.2) und Performanz-Komponenten nicht aufgenommen und beurteilt werden sollten, wäre der Einsatz des COPM hier kaum noch sinnvoll.

4.3.4 Mögliche Auswirkungen von Unklarheiten in Bezug auf die Durchführung des Interviews

Zu Beginn der Arbeit mit dem COPM im NKM war zu beobachten, dass die (wichtigsten) Betätigungs-Performanz-Belange z.T. so spezifisch formuliert waren, dass daraus erkennbar war, welcher Therapeut das Interview geführt hatte. So war das „Erkennungsmerkmal" einer Therapeutin, dass in „ihren" COPM-Bögen meist „Schwere Töpfe heben" stand, bei einer anderen war es „Aufsetzen an die Bettkante", bei der nächsten „Tasse heben" etc.
In einer Diskussion dieser Thematik entstand der Eindruck, dass der Therapeut die Formulierung solcher Belange beeinflusste, indem er die jeweilige Tätigkeit als Beispiel oder in einer Frage vorgab.

Wenn der Patient etwa formulierte „Ich möchte meinen Arm wieder bewegen können!" (Performanz-Komponente), fragte der Therapeut nach, zu welcher Tätigkeit. Konnte dieser daraufhin keine benennen, fragte er: „Zum Beispiel, um eine Tasse hochheben zu können zum Trinken?" Antwortete der Klient mit „ja", übernahm er dieses Anliegen in den Bogen.
In anderen Fällen schien das Phänomen aus dem Versuch zu resultieren, Teilziele zu formulieren. Gab ein Patient etwa an, wieder Bergsteigen zu wollen, war aber noch nicht einmal in der Lage, basale Tätigkeiten im Bereich der ‚Mobilität' auszuführen, fragte die Therapeutin, ob er sich überhaupt schon im Bett umdrehen oder aufsetzen könne. Verneinte er, fragte sie weiter, ob das ein Teilziel für ihn wäre, und übernahm es entsprechend in den Bogen.

Was das COPM erfasste, schien also zumindest in Teilen von den Therapeuten beeinflusst zu sein. Diese schienen tatsächlich „(...) einen eigenen Stil für diese Interviews [entwickelt zu haben], da es keine detaillierte Anleitung gibt." (Law et al., 1999, S. 166). „Da das COPM-Interview nur halb-strukturiert ist, **müssen die Therapeuten ihre Fähigkeiten in der Gesprächsführung nutzen**, um aussagekräftige Antworten zu erhalten, den Sinn vager Aussagen abzuklären und den Befragten zu einem möglichst gründlichen und umfassenden Beitrag zu motivieren. Jeder Therapeut muss bei der Verwendung des COPM einen eigenen, ihm und dem Klienten angemessenen Stil finden." (CAOT, 1998d, S. 33 f.; Hervorhebung im Original). Es findet sich sogar der Hinweis, „Dabei können sie Beispiele für Tätigkeiten aus der jeweiligen Kategorie anführen und den Klienten fragen, ob für ihn ähnliche Dinge schwierig sind." (Law et al., 1999, S. 166).

4.4 Diskussion und Schlussfolgerungen

Die Anleitungen zur Durchführung des COPM-Interviews können als Indikatoren verstanden werden, d.h. als Handlungsanweisungen zur Messung des hypothetischen Konstrukts „Betätigungs-Performanz". Aus den beschriebenen Erfahrungen ergibt sich die Frage, ob sie detailliert genug sind, so dass aus ihnen klar hervorgeht, was der Therapeut tun sollte und was nicht, um das Instrument dieser Intention entsprechend anwenden zu können.
Zur Beantwortung dieser Frage müsste zunächst geklärt werden, ob die Werte für Performanz und Zufriedenheit immer als Maß für die subjektiv erlebte Betätigungs-Performanz gelten können, oder nur, wenn noch andere Bedingungen erfüllt sind.
Im Manual findet sich die Aussage, „Zur Occupational Performance gehört sowohl Performance als auch Zufriedenheit damit." (CAOT, 1998b, S. 5).
Die Messung in Bezug auf Veränderungen dieser Werte scheint das COPM zu leisten, da signifikante Korrelationen der Werte von Performanz und/oder Zufriedenheit im COPM mit denen anderer standardisierter Assessment-Instrumente gefunden wurden, die als Belege für Konstrukt- und Kriteriumsvalidität gelten. Die Sensitivität und die Retest-Reliabilität sind ebenfalls überprüft (vgl. 2.1). Somit könnte das COPM „(...) Veränderungen in der Wahrnehmung eines Klienten bezüglich seiner Occupational Performance (OP) innerhalb eines bestimmten Zeitraums" (idem, S. 19) feststellen.
Allerdings erscheint fraglich, ob es zur Messung von Betätigungs-Performanz genügt, dass der Klient Performanz und Zufriedenheit in Bezug auf Anliegen beurteilt, die er von sich aus eventuell nicht genannt hätte.

Die Beurteilung von Performanz und Zufriedenheit in Bezug auf das Anliegen ‚Bergsteigen' könnte anders ausfallen als diejenige in Bezug auf das vom Therapeuten vorgegebene Beispiel ‚Aufsetzen an die Bettkante'. Schreibt der Therapeut ‚Bergsteigen' nicht in den Bogen, weil es ihm unrealistisch erscheint, und der Klient soll seine wichtigsten Anliegen aus den dort notierten auswählen, hat er möglicherweise keine andere Wahl als ‚Aufsetzen an die Bettkante' zu nennen.

Als „Auswirkungen" (CAOT, 1998d, S. 5) der Annahme „Occupational Performance ist eher ein subjektiv wahrgenommenes als ein objektiv beobachtbares Phänomen." (idem) auf das COPM sind im Handbuch folgende Indikatoren angeführt: „1a. **Das COPM** bittet den Klienten, über Problembereiche in der Occupational Performance zu berichten; **die subjektive Wahrnehmung des Klienten wird uneingeschränkt akzeptiert**." und „1b. **Klienten** benennen Occupational-Performance-Probleme anhand des COPM." (idem, Hervorhebung durch Verf.).

Daraus könnte man schließen, dass die (wichtigsten) OPIs relativ unabhängig vom Therapeuten sein müssten, wenn das COPM Betätigungs-Performanz messen soll, welche „(...) per Definition individuell festgelegt ist" (idem, S. 14) und „(...) individuell und subjektiv erfahren wird" (idem, S. 20). Da „das COPM" (s.o.) den Klienten dazu auffordert, seine Probleme zu benennen, dürfte der Einfluss des Interviewers unerheblich sein. Dann müsste die Interrater-Reliabilität des COPM zu belegen sein, v.a. wenn man davon ausgeht, es sei ein „(...) standardisiertes Meßinstrument insofern als **genaue Anweisungen und Methoden für die Durchführung** und Bewertung des Tests vorliegen." (idem, S. 19, Hervorhebung durch Verf.). Obwohl das COPM die subjektive Einschätzung des Klienten erfassen soll, müsste dennoch seine Objektivität gewährleistet sein. Seine Ergebnisse sollten unabhängig von dem sein, der das Interview führt. Man könnte daher erwarten, dass – über zehn Jahre nach seiner Erstveröffentlichung und während andere Testgütekriterien mehrfach als belegt gelten –, auch die Interrater-Reliabilität überprüft wäre. Auf Nachfrage bei Mary Law gab diese an, ihr seien keine diesbezüglichen Untersuchungen bekannt (persönliche Mitteilung vom 06. November 2000). Auch in der Zwischenzeit sind u.W. keine erschienen.

„Bosch (1995) schloß, daß die Inhaltsgültigkeit des COPM aufgrund der Art, wie es entwickelt wurde, hervorragend sei: Das COPM sei ein individuelles Beurteilungsinstrument, das die Prioritäten des Klienten widerspiegle." (Law et al., 1999, S. 170).
Als Inhaltsvalidität wird die Expertenmeinung in Bezug auf die Frage verstanden, ob ein Instrument in der Lage ist, die gesamte Bandbreite des hypothetischen Konstrukts zu erfassen. Möglicherweise ist das COPM selbst dazu in der Lage, da es die drei Bereiche der Betätigungs-Performanz aus dem CMOP enthält[2].
Ob das COPM in der Praxis immer „(...) die Prioritäten des Klienten (...)" (Law et al., 1999, S. 170) widerspiegelt oder diejenigen in Bezug auf

---

2 Auf Fragen zur Testkonstruktion, z.B. nach welchen Kriterien die jeweils drei Unterpunkte im COPM-Bogen zu jedem der drei Bereiche der Betätigungs-Performanz des CMOP gebildet bzw. zugeordnet werden, soll hier nicht eingegangen werden, da der Schwerpunkt der Arbeit auf der Durchführung des Interviews liegt.

Beispiele, die der Therapeut vorgegeben hat, könnte allerdings – wie gezeigt – vom Vorgehen des Therapeuten im Interview abhängig sein. Dies gilt ebenso für die Frage, ob das COPM die ganze Bandbreite abdeckt, wenn dem Manual zufolge der Therapeut nicht alle Teilbereiche des Bogens ansprechen muss (CAOT, 1998d, S. 35). Eine Überprüfung der Interrater-Reliabilität erschiene auch in diesem Zusammenhang nicht uninteressant.
Diese Überlegungen sind Fragen, die im Rahmen eines Praxishandbuchs nur in den Raum gestellt, aber nicht geklärt werden können. Sie zeigen jedoch die Notwendigkeit, das COPM-Interview genauer zu hinterfragen.

Von praktischer Relevanz erscheinen die Unklarheiten zur Durchführung des COPM insofern, als vermutet wird, dass es motivierende Effekte für Klienten haben kann, da deren Bedürfnisse und Anliegen respektiert und ernst genommen werden und die Therapieplanung auf ihren Belangen aufbaut. Möglicherweise wäre ‚Umdrehen im Bett' oder ‚Aufsetzen an die Bettkante' aus Sicht des Klienten nicht unbedingt ein Teilschritt hin auf die gewünschte Betätigung ‚Bergsteigen' gewesen, die er als OPI benannt hatte. Motivierende Effekte könnten dadurch verloren gehen. Auch erscheint ein solches Vorgehen der Therapeuten nicht unbedingt dem klientenzentrierten Ansatz zu entsprechen. Zudem könnte die Frage entstehen, welchen Sinn die Verwendung des COPM als Messinstrument mache, wenn seine Zuverlässigkeit und damit möglicherweise auch Gültigkeit – d.h. was es eigentlich misst – nicht gesichert erscheint.

Die Unklarheiten legen nahe, einen Praxisleitfaden zur Durchführung des Interviews zu entwickeln. Dieser sollte gewährleisten, dass realiter konkrete Anweisungen auch in Bezug auf häufige Detailfragen nachzulesen sind. Das vereinbarte Vorgehen sollte die in diesem Kapitel dargestellten Schwierigkeiten von vornherein ausschließen oder verringern.

Deshalb soll zunächst nach möglichen weiteren Ursachen gesucht werden, die neben den Fragen in Bezug auf das Vorgehen des Therapeuten im Interview der scheinbar fehlenden Überprüfung der Interrater-Reliabilität und häufigen Schwierigkeiten im beschriebenen Setting zugrunde liegen könnten.

Die Vermutung liegt nahe, dass es über das Vorgeben von Beispielen hinaus weitere Faktoren geben könnte, welche die Aussagen des Klienten, wie sie letztlich im Bogen notiert sind, beeinflussen. Daher werden die Ergebnisse einer Recherche zu möglichen Artefakten im Befragungsprozess in Bezug auf das COPM gesetzt und Schlussfolgerungen für einen Praxisleitfaden abgeleitet.

5 Mögliche Ursachen für die dargestellten Schwierigkeiten

5.1 Faktoren, die die Aussagen des Klienten beeinflussen könnten

In 4.3.4 wurde dargestellt, dass aus den im COPM-Bogen notierten OPIs z.T. ersichtlich wurde, welcher Therapeut das Interview geführt hatte.
Von daher soll zur Erarbeitung eines Praxisleitfadens noch versucht werden genauer zu untersuchen, wie solche Effekte entstehen könnten und zu überlegen, ob und wie sie zu vermeiden wären. Im Folgenden werden die Ergebnisse dieser Recherche und mögliche Schlussfolgerungen für die Durchführung des Interviews dargestellt.

Das Interview ist eine soziale Interaktions-Situation, in der sich Befragter, Interviewer und das „Material" – hier der COPM-Bogen und die Bewertungsskala – wechselseitig beeinflussen. Auch die Erhebungssituation spielt eine Rolle. Dies gilt für das freie, qualitative Interview ebenso wie für teilstandardisierte und auch standardisierte Formen. Die Faktoren, welche die Aussagen des Klienten beeinflussen können, sowie mögliche Auswirkungen auf Reliabilität und Validität der Ergebnisse treten möglicherweise entsprechend dem Grad der Standardisierung in etwas anderer Art und Ausprägung auf. Bei einer relativ freien Vorgehensweise im ersten Schritt des Interviews könnte bereits die Reihenfolge, in der verschiedene Themen zur Sprache kommen, eine Rolle spielen. Im Folgenden werden mögliche Faktoren vorgestellt, die bei allen der beschriebenen Arten zur Durchführung relevant sein könnten.

5.1.1 Externe Faktoren

Allein infolge unterschiedlicher äußerer Rahmenbedingungen könnte ein Klient sich im Interview verschiedenartig verhalten.
In vertrauter Umgebung bzw. dem eigenen Territorium (z.B. Patientenzimmer) scheinen Menschen i.A. sicherer zu sein und könnten daher möglicherweise anders antworten.

Würde die erste Erhebung des COPM beispielsweise in einem Raum durchgeführt, in dem sich der Klient sicher fühlt, könnte er etwa Performanz und Zufriedenheit in Bezug auf die Ziele recht hoch bewerten. Würde die zweite Erhebung mit dem gleichen Menschen in einem Raum durchgeführt, den er nicht gut kennt, der ihm ungemütlich erscheint o.Ä., könnte hier die Beurteilung von Performanz und Zufriedenheit eventuell schlechter ausfallen, weil er sich – vereinfacht ausgedrückt – „unbehaglich" fühlt.

Auch die Anwesenheit dritter Personen, etwa von Angehörigen, Zimmernachbarn, Patienten und Therapeuten am Nebentisch, könnte seine Aussagen beeinflussen.

Ebenso könnte eine Modifikation des COPM-Bogens die Aussagen des Klienten verändern. Indem die Bezeichnung „Occupational Performance Probleme" durch „Ziele in der Ergotherapie" ersetzt wurde, erzeugt das „COPM – Version NKM" evtl. eine andere Erwartungshaltung (vgl. 5.1.2) beim Klienten darüber, was es bewirkt, wenn seine ein bis fünf wichtigsten (Betätigungs-)Performanz-Belange in diesem Feld aufgeschrieben werden. Hier ist der Effekt intendiert, da tatsächlich eine konkrete Zielsetzung für die Ergotherapie erreicht werden soll. Ähnliche Effekte könnten die anderen Modifikationen nach sich ziehen.

5.1.2 Effekte von Seiten des Klienten

Response sets

Response sets sind inhaltsunabhängige Tendenzen, in eine bestimmte Richtung hin zu antworten. Hier sind die aufgeführt, welche für das COPM am wichtigsten erscheinen. Es wird vermutet, dass sie in für den Befragten unklaren Erhebungssituationen eher auftreten.

Eine erste relevante Antworttendenz ist, dass Klienten auf der Skala von eins bis zehn **Mittel- oder Extremkategorien bevorzugen** könnten, z.B. für alle Performanz-Belange die Wichtigkeit, Performanz oder Zufriedenheit vier, fünf oder sechs oder Bewertungen von neun und zehn vergeben. Beurteilt ein Patient alle Items mit der Wichtigkeit zehn, wird dies manchmal als Zeichen für ein Stadium der Krankheitsverarbeitung interpretiert, in dem er noch nicht in der Lage ist, die Performanz-Belange zu priorisieren. Man sollte berücksichtigen, dass es sich auch um ein Response set handeln könnte, das mit der Krankheitsverarbeitung nichts zu tun hat und auch nicht zu beeinflussen ist.

Von Bedeutung erscheint auch die Tendenz der **Sozialen Erwünschtheit (social desirability response set)**. Klienten könnten möglicherweise bevorzugt Performanz-Belange benennen, die entsprechend gesellschaftlicher Normen akzeptiert oder als „gut/wichtig" bewertet werden. Z.B. haben im NKM schon mehrere Patienten als Performanz-Belange Tätigkeiten formuliert wie „Anspruchsvolle Lektüre lesen, z.B. den ‚Spiegel'" u.Ä. Noch nie hatten wir dagegen das Anliegen „Boulevardzeitung lesen". Unter demselben Aspekt könnte der Befragte so antworten, wie er meint, dass es der Therapeut erwartet. Solche Hypothesen könnte er sich z.B. anhand äußerer Merkmale und des Verhaltens des Interviewers bilden (vgl. 5.1.3) oder auch anhand dessen Status als „Therapeut". Er könnte beispielsweise annehmen, dass der Therapeut in Bezug auf „Sonderwünsche" weniger Verständnis haben wird und eher solche nennen, von denen er meint, dass sie auch der Auffassung des Therapeuten entsprechen, um es sich nicht mit diesem zu „verscherzen" (sog. **„Sponsorship bias"** (Bungard & Lück, 1974, S. 58)).

McColl et al. (1999) fanden beispielsweise, dass Klienten häufiger Probleme im Bereich der ‚Selbstversorgung' nannten, wenn der Therapeut sie nur aufforderte, spontan fünf für sie momentan im Vordergrund stehende Probleme in ihrem Alltag zu benennen als wenn er das COPM benutzte. Sie interpretieren das Ergebnis dahingehend, dass der Klient möglicherweise bei der spontanen Befragung von seinen Erfahrungen in der Rehabilitation ausgehen und so antworten könnte, wie er vermutet, dass der Therapeut es erwartet.

Dieses Ergebnis spricht für den Einsatz des COPM, schließt aber nicht aus, dass solche Effekte auch dort wirksam werden könnten.
Schließlich könnte ein Klient sich bei der zweiten Erhebung etwas besser einschätzen, um den vermuteten Erwartungen des Therapeuten zu entsprechen, ihm einen Gefallen zu tun o.Ä., obwohl sich aus seiner Sicht keine Verbesserung ergeben hat.

Ein drittes Response set, das im COPM auftreten könnte, ist die sog. **Zustimmungstendenz (agreeing response set)**. So passiert es manchmal, dass Klienten, liest man ihnen einen Unterbereich vor (etwa ‚Mobilität: z.B. Transfer, Fortbewegung drinnen und draußen'), alle Beispiele wiederholen und als ihre Probleme bestätigen, sich dagegen schwer tun, eigene Anliegen zu benennen. Auch dies sollte bei der Interpretation des Verhaltens des Klienten in Abgrenzung zu evtl. vorliegenden leichten neuropsychologischen Defiziten beachtet werden.

Motivationen des Befragten

Es kann vermutet werden, dass jeder Klient von der Durchführung des COPM bestimmte Konsequenzen erwartet. Einige erhoffen sich vielleicht, dadurch aktiver die Therapie mitgestalten zu können, andere möchten evtl. gar nicht unbedingt Verantwortung übernehmen. Es wäre vorstellbar, dass die Antworten je nach zugrunde liegender Motivation unterschiedlich ausfallen könnten.

Ein Phänomen, das aus den Erwartungen des Klienten über seine Situation nach Durchführung der zweiten Erhebung des COPM resultieren könnte, ist Folgendes:

Im NKM besteht der Eindruck, dass sich bei vielen Klienten Performanz und Zufriedenheit parallel verändern – meist verbessern – insbesondere wenn die zweite Erhebung des COPM zum Abschluss des stationären Aufenthalts in unserem Hause erfolgt und die Betreffenden wissen, dass sie danach noch eine mehrwöchige Anschlussheilbehandlung erhalten werden.
Bei Klienten dagegen, die bei der zweiten Erhebung des COPM davon ausgehen, dass sie bald mit eventuell noch bestehenden Schwierigkeiten nach Hause entlassen und dort keine oder kaum Therapie erhalten werden, ist die Zufriedenheit bei der zweiten Erhebung des COPM teilweise ähnlich oder geringer als bei der Erstbefundung. Dabei kann sich die Performanz – subjektiv wie objektiv – durchaus verbessert haben.

Weitere Faktoren

Bodiam (1999) kam in einer Untersuchung an 17 Patienten einer neurologischen Klinik zu dem Ergebnis, dass die Bewertung von Performanz und Zufriedenheit in Abhängigkeit vom Vorhandensein **neuropsychologischer Defizite** differieren könnte.

So ergaben sich bei Klienten mit neuropsychologischen Defiziten ähnliche Differenzen von Performanz und Zufriedenheit (3,47 Punkte für Performanz und 3,58 für Zufriedenheit). Klienten mit rein physischen Beeinträchtigungen dagegen schienen bei der ersten Erhebung ihre Zufriedenheit durchschnittlich schlechter zu beurteilen als diese Gruppe. Bei der zweiten Erhebung waren die Zufriedenheitswerte jedoch deutlich höher als die für Performanz, so dass sich bei der untersuchten Gruppe ohne neuropsychologische Defizite Veränderungen von 2,70 Punkten für Performanz und 3,58 für Zufriedenheit ergaben.

Auch Faktoren wie **Alter, sozioökonomischer Status, Bildungsniveau etc.** eines Menschen im Vergleich zu den gleichen Variablen auf Seiten des Interviewers können das Antwortverhalten beeinflussen (vgl. 5.1.3).

Im beschriebenen Setting entstand insbesondere der Eindruck, dass ältere Menschen das COPM öfter ablehnen als jüngere, v.a. wenn es sehr früh im Therapieverlauf eingesetzt wird. Häufige Begründungen von ihrer Seite sind, dass der Therapeut als Experte besser wissen müsse, was zu tun sei, oder dass sie ihre wertvolle Behandlungszeit nicht auf ein Interview verwenden, sondern lieber etwas Konkretes tun würden, um ihren Gesundheitszustand zu verbessern. Interessanterweise ist dieses Phänomen auch in Kanada bekannt (Helen Polatajko, persönliche Mitteilung vom 14. März 2001).

Eine mögliche Begründung könnte darin liegen, dass es für ältere Menschen schwieriger sein könnte, die Rolle eines Klienten zu übernehmen und selbst Performanz-Anliegen und v.a. Ziele für die Therapie zu formulieren. Es gilt aber auch als erwiesen, dass Senioren allgemein häufiger Interviews verweigern als jüngere Menschen.

5.1.3 Interviewer-Effekte

Als **Interviewer-Effekte** bezeichnet man den Einfluss, den der Interviewer – oft unbewusst – auf die Aussagen des Klienten ausübt, wie sie im COPM-Bogen protokolliert sind. Zum Teil sind diese Effekte nicht kontrollierbar. Ihre Kenntnis könnte jedoch dazu beitragen, das Verhalten des Klienten im Interview besser nachvollziehen zu können.

Merkmale des Interviewers

Allein äußere Merkmale wie Geschlecht, Alter, sozialer Status etc. könnten das Antwortverhalten beeinflussen. Vorstellbar wäre so beispielsweise, dass bei männlichen Therapeuten Performanz-Belange aus dem Bereich ‚Haushaltsführung' evtl. seltener erwähnt oder als weniger wichtig bewertet werden. Es ist anzunehmen, dass entsprechend der Kombination von Merkmalen des Interviewers mit solchen des Befragten jeweils andere Antworten resultieren könnten. So könnte ein 60-jähriger Patient bei einem 60-jährigen Therapeuten andere Aussagen treffen als bei einer 20-jährigen Therapeutin.

Beispielsweise ist bei Video-Analysen nicht selten zu beobachten, dass männliche Klienten bei Therapeutinnen mehr und ausschweifender zu erzählen scheinen als Frauen, die sich i.A. strukturierter äußern. Bisher sind die Interviews des einzigen männlichen Ergotherapeuten im NKM noch nicht gefilmt worden, möglicherweise fände sich dort der umgekehrte Sachverhalt.

Interviewer-Erwartungseffekte

Die Interviewer-Erwartungseffekte entstehen durch Erwartungen des Therapeuten, was der Klient sagen wird. Sie könnten bewirken, dass der Therapeut dessen Aussagen in eine bestimmte Richtung hin beeinflusst, d.h. verzerrt. Dies könnte z.B. durch Verbale oder Nonverbale Konditionierung (s.u.) geschehen oder auch, indem er dessen Aussagen unbewusst selektiv protokolliert.
Mögliche Erwartungseffekte (nach Hyman et al., 1954; zit. nach Bungard & Lück, 1974, S. 50 f.):

Unter **role expectations** versteht man die Erwartungen, die der Therapeut aus den sozialen Rollen des Patienten erschließt. So erwartet man möglicherweise von einer 65-jährigen Hausfrau andere Betätigungs-Performanz-Anliegen als von einem 30-jährigen Ingenieur.

Auch aus den Antworten, die der Klient im Verlauf des Interviews gibt, könnte der Therapeut unbewusst Erwartungen über die nächsten Reaktionen des Klienten entwickeln, sog. **attitude structure expectations**. Besonders gefährdet wären hier Therapeuten, die schon viele COPM durchgeführt haben. Aus den Erfahrungen in früheren Interviews könnten sie leichter Hypothesen bilden über Anliegen, die ihr Gesprächspartner möglicherweise als nächste benennen wird. Eine solche Erwartung kann sich im Verhalten des Therapeuten ausdrücken (s.u.), so dass der Klient dann möglicherweise wiederum tatsächlich dieses Problem benennt. Oder ein Therapeut, der das Interview relativ frei führt, könnte es für wahrscheinlich halten, dass ein Anliegen wie etwa ‚Schreiben', einem bestimmten Teilbereich, z.B. ‚Regelung persönlicher Angelegenheiten' zuzuordnen sei und dies dort aufnehmen, statt den Klienten zu fragen (vgl. 5.1.4).

Probability expectations könnten v.a. Therapeuten betreffen, die wissenschaftliche Untersuchungen zum COPM durchführen. Bei einer bestimmten Erwartung darüber, wie das Ergebnis einer Untersuchung insgesamt ausfallen wird, besteht die Gefahr, die Antworten des Klienten (unbewusst) so zu protokollieren, dass diese Erwartungen bestätigt werden.

Verbale und Nonverbale Konditionierung

Anfang des 20. Jahrhunderts lebte in Deutschland ein berühmtes Pferd, der „kluge Hans". Es konnte die meisten Fragen zu sehr verschiedenen Themengebieten durch Nicken und Kopfschütteln beantworten, mit dem Vorderhuf Sätze buchstabieren, die es sich scheinbar vom Vortag gemerkt hatte etc. Erst als der Psychologe O. Pfungst die Situation veränderte, z.B. so dass der kluge Hans den Fragesteller nicht mehr sehen konnte oder Letzterer nur eine Tafel mit einer Frage hochhielt, die er selbst nicht kannte, wurde deutlich, dass das Pferd nicht etwa rechnen/lesen o.Ä. konnte, sondern aus minimalen Veränderungen der Körperhaltung/Mimik/Betonung etc. des „Interviewers" die Antworten erschlossen hatte, die dieser erwartete (Pfungst, 1907).
Solche Effekte wurden seitdem auch bei Menschen nachgewiesen. Sie resultieren aus dem nonverbalen Verhalten des Interviewers wie Körperhaltung, Gestik und Mimik, seinem paraverbalen Verhalten, d.h. Lauten wie „Mmmh" mit unterschiedlicher Betonung, Hüsteln, Lachen etc., die zusammen als Nonverbale Konditionierung bezeichnet werden[1], oder einer Lenkung der Antworten durch lautsprachliche Äußerungen in Form von Worten oder Sätzen (z.B. „gut!" etc.), der sog. Verbalen Konditionierung.[2]

Beispiele für Nonverbale Konditionierung im COPM-Interview wären:

- *(Minimale) Veränderung der Körperhaltung, Kopfnicken etc. bei erwünschten/erwarteten Antworten*
- *Therapeut „zückt" schon den Bleistift, wenn der Klient einen Gedanken anspricht, den der Therapeut als wichtiges Problem sieht und daher in die Liste der (Betätigungs-) Performanz-Belange aufnehmen würde.*
- *Therapeut reagiert auf Aussagen des Klienten mit „Mmmh", mit positiver oder negativer Betonung je nachdem, ob die Aussage seiner Erwartung/Auffassung entspricht.*
- *Unterschiedliche Betonung von Worten während der Instruktion.*

---

1 Manche Autoren zählen paraverbale Informationen auch zur Verbalen Konditionierung.

2 Die Begriffe sprachlich und verbal bzw. nichtsprachlich und nonverbal werden in der Literatur z.T. gleichgesetzt. Manche Autoren treffen eine Unterscheidung zwischen „sprachlich" als sowohl mündliche als auch schriftliche Kommunikation betreffend und „verbal" als nur mündliche Äußerungen betreffend. Da es in unserem Kontext vorrangig um mündliche Kommunikation geht, halten wir uns hier an die Begriffe verbal bzw. nonverbal.

Möglichkeiten der Verbalen Konditionierung im COPM-Interview:
- „Ja", „Genau" u.Ä. bei erwünschten Antworten
- Wiederholen erwünschter Aussagen des Klienten, während unerwünschte „unter den Tisch fallen gelassen werden".

Wie solche Effekte sich im COPM auswirken könnten, soll durch ein kleines – vielleicht etwas überzogen dargestelltes – Beispiel veranschaulicht werden.

T: „Der erste Punkt heißt ‚Eigene körperliche Versorgung, z.B. ANZIEHEN (betont, langsam vorgelesen, danach kurze Pause), Essen, Sich waschen, Hygiene'. Haben Sie in diesem Bereich Probleme?"

K: (hat verstanden, was er jetzt sagen sollte, wenn er seinem Therapeuten „gefallen" möchte): „Beim Anziehen".

T: (wächst um 10 cm auf seinem Stuhl, Augen fangen an zu strahlen, nickt etc.): „Genau!"

Erwartung des Therapeuten (T): *(unbewusst)*	Klient kann sich nicht anziehen, bestimmt möchte er das wieder können.
Erwartung des Klienten (K): *(unbewusst)*	„Sponsorship bias" (vgl. 5.1.2): Der Patient möchte bestmögliche Therapie erhalten und es sich von daher nicht unbedingt mit dem Therapeuten „verscherzen". Mög-licherweise wird er deshalb versuchen, sich so zu verhalten, wie er glaubt, dass der Therapeut es erwartet.

Jetzt könnte der Klient evtl. Anziehen mit einer höheren Wichtigkeit bewerten, als er dies ohne Erwartungshaltung des Therapeuten und Verstärkung durch diesen getan hätte, die Tätigkeit möglicherweise auch als eine der wichtigsten nennen, obwohl ihm eigentlich gar nicht so viel daran liegt.

Auch bei der Bewertung der Items auf der Skala von eins bis zehn könnte der Klient dadurch beeinflusst werden, dass der Therapeut z.B. beim Vorlesen der Skala einzelne Werte so betont, wie es seiner Vorstellung entspricht, oder indem er ihn bei Nennung des seiner Meinung nach zutreffenden Werts ansieht etc. Beispiel:

T: (Ist der Meinung, der Patient ziehe sich momentan mittelmäßig an):

> *„Sagen Sie mir jetzt auf der Skala von eins bis zehn, wie gut Sie sich momentan anziehen können. Gar nicht gut wäre eins, oder sehr gut, das wäre zehn, ODER EHER SO MITTELMÄSSIG?“* (Betonung, Aufnahme von Blickkontakt, evtl. deutet der Therapeut dabei noch mehrmals mit seinem Stift auf die Zahl fünf, während er auf die Werte eins und zehn überhaupt nicht oder sehr flüchtig gezeigt hat.)

Hier dürfte es dem Patienten wieder einmal nicht schwer fallen, die Meinung des Therapeuten zu erraten.

5.1.4 Überlegungen zur Integration der gefundenen Aspekte in einen Praxisleitfaden

Um einen Praxisleitfaden für ein bestimmtes Setting zu erarbeiten, erscheint es sinnvoll, sich auf einen Ansatz zur Durchführung des Interviews zu einigen, der den dortigen Klienten und Therapeuten am besten zu entsprechen scheint, zumal entsprechend der Reihenfolge, in der bestimmte Themen zur Sprache kommen, unterschiedliche Faktoren wirksam werden könnten, die die Aussagen des Klienten beeinflussen könnten.

Zunächst stellt sich also die Frage, ob der erste Schritt frei, unter Verwendung eines Tagesablaufs oder am Bogen orientiert erfolgen sollte. Wie in 4.3.1 dargestellt gelingt im beschriebenen Setting die Strukturierung anhand eines Tagesablaufs nur in Ausnahmefällen.

Bei der freien oder am Tagesablauf orientierten Vorgehensweise ist nicht explizit festgelegt, ob der Klient oder der Therapeut die benannten Anliegen den einzelnen Teilbereichen der Betätigungs-Performanz zuordnet. Entscheidet man sich für eine dieser Möglichkeiten, sollte u.E. gesichert sein, dass der Klient dies selbst tut. Ansonsten könnte er für das gleiche Anliegen vielleicht andere Bewertungen nach Wichtigkeit vergeben, da ein und dasselbe OPI für einen Menschen aus sehr unterschiedlichen Gründen wichtig sein kann.

So könnte die Tätigkeit ‚Briefe schreiben' für einen Menschen ein Hobby darstellen (Ruhige Erholung), eine Möglichkeit soziale Kontakte zu pflegen (Soziales Leben), eine Anforderung aus seiner beruflichen Situation (Bezahlte/unbezahlte Arbeit) oder z.B. benötigt werden, um finanzielle oder versicherungstechnische Belange ohne Hilfe ausführen zu können (Regelung persönlicher Angelegenheiten).

Nur vor diesem speziellen Hintergrund hat eine Tätigkeit ihren Sinn für einen Menschen. Ordnet der Therapeut ein Performanz-Anliegen ohne das Wissen um diesen Hintergrund willkürlich einem der Bereiche zu, in dessen Kontext die Betätigung ihm sinnvoll erscheint, gerät er evtl. in Gefahr, die Aussagen des Klienten durch Einbringung seiner subjektiven Einstellung zu verzerren. Letzterer könnte z.B. ‚Briefe schreiben', was ihm als Freizeit-Aktivität sehr wichtig ist, später bei der Priorisierung dem Bereich ‚Regelung persönlicher Angelegenheiten' zugeordnet finden und es dort als eher unwichtig bewerten.

Fragt der Therapeut bei jedem Anliegen, das der Klient benennt, welchem Teilbereich des Bogens er es zuordnen solle, muss er ihn oft in seinem Gedankengang unterbrechen. Manchmal entsteht bei Videoanalysen solcher Gespräche der Eindruck, der Therapeut nähme den Bogen wichtiger als den Klienten. Dies ist ein Grund, weshalb der Ablauf des Interviews im Praxisleitfaden des NKM an den Teilbereichen des Bogens orientiert ist. Hier muss nicht explizit nachgefragt werden, welchem Unterpunkt das genannte Anliegen zuzuordnen sei.

Auch hat sich dieser Ansatz als derjenige herausgestellt, mit der die Klienten im beschriebenen Setting i.d.R. am besten zurechtkommen. Er bietet eine klare Struktur, auf die immer wieder zurückgeführt werden kann. Muss das Interview – etwa infolge geringer Belastbarkeit des Klienten – auf zwei Therapieeinheiten aufgeteilt werden, kann leicht wieder an dem Punkt angeknüpft werden, wo am Tag zuvor abgebrochen wurde.

Mit kognitiv unbeeinträchtigten Menschen wird diese Vorgehensweise ebenso eingehalten, um durch einen zumindest ähnlichen Ablauf des Interviews die Erhebungssituation und Reihenfolge der Gesprächsthemen konstanter zu halten und damit letztlich möglicherweise eine bessere Vergleichbarkeit der Ergebnisse zu erzielen. Beispielsweise wäre vorstellbar, dass Therapeuten hier weniger gefährdet sind, einzelne Teilbereiche des Bogens zu übergehen, auch wenn sie ihnen selbst unwichtig erscheinen mögen. Durch die strukturiertere Vorgehensweise könnte die Erhebungssituation für den Klienten klarer sein, so dass Response sets möglicherweise seltener auftreten. Dazu könnte ebenso die in 6.2.2 dargestellte Vereinfachung des COPM-Bogens und der Bewertungsskala beitragen.

Weiterhin wurden für den Praxisleitfaden des NKM aus den in 5.1.1 bis 5.1.3 beschriebenen Faktoren folgende hypothetische Annahmen und Konsequenzen abgeleitet.

Um Einflüsse der Umgebung weitgehend zu kontrollieren, sollten erste und zweite Erhebung nach Möglichkeit am gleichen Ort und ohne die Anwesenheit anderer Personen erfolgen.

Da die Aussagen des Klienten je nach zugrunde liegender Motivation zur Teilnahme am COPM möglicherweise unterschiedlich ausfallen könnten, sollte versucht werden, innerhalb eines Teams in der Einleitung möglichst einheitlich darzustellen, was Sinn und Zweck des Interviews ist.

Der Therapeut sollte unserer Auffassung nach versuchen, die Performanz-Belange und Ziele möglichst mit den Worten zu paraphrasieren (vgl. 8.3), die der Klient verwendet hat. Benutzt er eigene Worte, unterliegt er möglicherweise einer größeren Gefahr, die Aussagen des Klienten i.S. seiner subjektiven Einstellungen oder Erwartungen zu verzerren.
Während des Interviews sollte er keine Hinweise geben oder Beispiele nennen. Sowohl durch die Tendenz zur Sozialen Erwünschtheit als auch die Zustimmungstendenz (vgl. 5.1.2) könnten solche vom Klienten evtl. übernommen werden, obwohl er sie nicht von sich aus formuliert hätte. Besser erscheint die Verwendung offener Fragen, z.B. „Was müssten Sie dazu können?“

Bei der Erklärung der Skala erscheint es sinnvoll, sich auf die Nennung der Extremkategorien eins und zehn zu beschränken und darauf zu achten, wo man mit seinem Stift hindeutet.

Bei der Auswahl der wichtigsten Betätigungs-Performanz-Anliegen sollten u.E. dem Klienten nicht diejenigen vorgelesen werden, die er mit der höchsten Wichtigkeit bewertet hat, und er sollte gefragt werden, ob diese auch Ziele für die Therapie wären. Dieses suggestive Vorgehen könnte ihn in seinem Antwortverhalten beeinflussen (vgl. 5.1.3). Ab und zu fällt ihm nämlich auf die Frage nach seinen Zielen als Erstes eines ein, das er zuvor noch nicht genannt hat, welches ihm aber am wichtigsten von allen ist. In diesem Fall soll er es nachträglich einem der Bereiche zuordnen und priorisieren.

Um Beeinflussungen durch die Tendenz zur sozialen Erwünschtheit zu reduzieren, könnte es sinnvoll sein, die Bewertungen der ersten Erhebung abzudecken, bevor der Klient Performanz und Zufriedenheit erneut beurteilt. Die Wahrscheinlichkeit, dass er sich automatisch etwas besser einschätzt als bei der ersten Erhebung erscheint dann geringer. Allerdings könnte er dennoch etwas bessere Beurteilungen abgeben als die, welche eigentlich seinem subjektiv empfundenen Zustand entsprechen, was evtl. nicht verhindert werden kann. Auch in Kanada werden mittlerweile die Bewertungen der ersten Erhebung stets abgedeckt, wenn es darum geht, die COPM-Ziele erneut zu beurteilen (Mary Law, persönliche Mitteilung vom 06. November 2000).

5.1.5 Diskussion

Ob und in welchem Ausmaß die hier dargestellten und möglicherweise weitere Faktoren, welche die Aussagen des Klienten beeinflussen könnten, für das COPM-Interview relevant sind, ist nicht erwiesen. Ebenso wenig kann zum momentanen Zeitpunkt eine Aussage getroffen werden, ob die Überlegungen zur Integration der gefundenen Aspekte in einen Praxisleitfaden nützlich sein werden. Bisher findet sich keine Publikation, die sich mit dieser Thematik in Bezug auf das COPM beschäftigt. Bei der Videoanalyse von COPM-Interviews sind jedoch zumindest Effekte der Verbalen und Nonverbalen Konditionierung gut zu erkennen.

Auf diesem Gebiet scheint Bedarf nach weiteren Untersuchungen zu bestehen. Der Verdacht liegt nahe, dass die fehlende Überprüfung der Interrater-Reliabilität u.a. daraus resultieren könnte, dass die Ergebnisse des COPM möglicherweise z.T. Artefakte sind und nicht unbedingt die

Prioritäten und Einschätzung des Klienten wiedergeben. Allerdings muss gesagt werden, dass das Wissen um Faktoren, welche dessen Aussagen beeinflussen könnten, solche Effekte evtl. nicht unbedingt insgesamt reduzieren hilft. Für Versuchsleiter in Experimenten kamen verschiedene Untersuchungen sogar zu dem Ergebnis, dass sie nach der Aufklärung über Wechselwirkungen zwischen Versuchsleiter und Versuchsperson z.T. größere Verzerrungseffekte produzierten, vielleicht aus dem Bemühen heraus, die nun bekannten zu vermeiden. Bortz und Döring (2002, S. 246) halten es für „(...) äußerst unwahrscheinlich, daß auch zukünftige Forschungen über Interviewereffekte verbindliche und generalisierbare Aussagen erarbeiten, die sich zur Vermeidung von Interviewereffekten in einer konkreten Befragungssituation praktisch nutzen lassen."

Dennoch erscheint eine vertiefte Auseinandersetzung mit der Thematik in Bezug auf das COPM-Interview notwendig, um Hinweise für die bestmögliche Vorgehensweise des Therapeuten im Interview ableiten zu können. Der Bedarf nach einem Praxisleitfaden und einer intensiven Interviewerschulung erscheint umso dringender. So würde zumindest versucht zu gewährleisten, dass wichtige Rahmenbedingungen relativ konstant gehalten werden.
Bis gesicherte Ergebnisse in Bezug auf Faktoren vorliegen, die die Aussagen des Klienten im COPM beeinflussen könnten, kann das Wissen um solche Faktoren dazu beitragen, das Assessment-Instrument kritisch zu würdigen und mit einer gewissen Vorsicht an die Interpretation des Verhaltens des Klienten im Gesprächsverlauf sowie der Ergebnisse des COPM heranzugehen.

Neben den Unklarheiten in Bezug auf die Durchführung des Interviews und den dargestellten Faktoren, welche die Aussagen des Klienten beeinflussen könnten, wäre allerdings eine weitere Begründung vorstellbar, weshalb der Therapeut an der Formulierung der (wichtigsten) Betätigungs-Performanz-Belange des Klienten beteiligt sein könnte. Es handelt sich um seine Intention zum Einsatz des COPM.

5.2 Mögliche Intentionen zum Einsatz des COPM

5.2.1 Inkongruenzen zwischen den von Klienten gewünschten Anliegen und dem Leistungsangebot des institutionellen Setting

Das COPM ist dazu konzipiert, „(...) über einen bestimmten Zeitraum die Veränderungen in der Eigenwahrnehmung eines Klienten bezüglich seiner Occupational Performance (...)" festzustellen (CAOT, 1998d, S. 1) und gleichzeitig das „Ergebnis der Rehabilitation zu dokumentieren" (idem) bzw. die „Wirksamkeit der [ergotherapeutischen] Behandlung" zu messen (Law et al., 1990; CAOT, 1998d, S. 8, S. 43).

Wäre das im beschriebenen Setting immer möglich, würde sich die Frage nicht stellen, wie nah oder fern die (wichtigsten) OPIs formuliert sein sollten, damit daran gearbeitet bzw. sie ausprobiert werden können und bei der zweiten Erhebung noch beurteilbar wären. Auch würden Klienten möglicherweise nicht nachfragen, ob sie bewerten sollten, welchen Stellenwert eine Tätigkeit in ihrem Leben habe oder wie wichtig es ihnen wäre, in der Therapie daran zu arbeiten. Eventuell sind hier also die Betätigungs-Performanz-Belange des Einzelnen nicht immer kongruent mit dem Leistungsangebot der Ergotherapie oder des institutionellen Setting (vgl. Abb. 4), was auch von Klienten wahrgenommen wird.

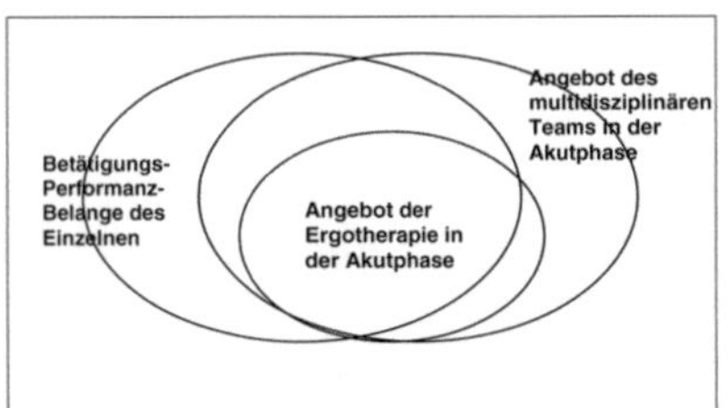

Abb. 4: Schematische Darstellung der Beziehung von allen möglichen Betätigungs-Performanz-Belangen des Klienten zum Angebot der Rehabilitation / Ergotherapie in der Akutphase

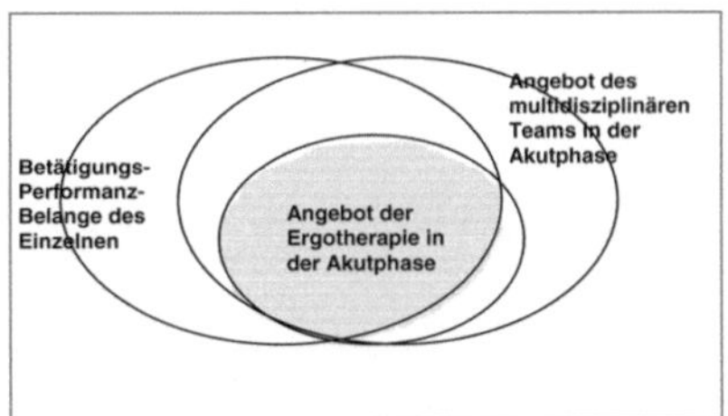

Abb. 5: „Idealfall": Klient nennt als wichtigste OPIs nur solche, an denen i.R. der Ergotherapie gearbeitet werden kann und die innerhalb der Klinik ausprobiert werden können

Im „Idealfall“ nennt ein Klient als wichtigste OPIs nur solche, an denen im Rahmen der Ergotherapie gearbeitet werden kann und die innerhalb der Klinik ausprobiert werden können, z.B. Anziehen, Suppe essen, Transfer. Dann würde das COPM möglicherweise tatsächlich eine Aussage über subjektiv erlebte Veränderungen der Betätigungs-Performanz, die Ergebnisse der Rehabilitation und der Ergotherapie in Bezug auf die für ihn momentan im Vordergrund stehenden wichtigsten Anliegen liefern (vgl. Abb. 5).

Häufiger jedoch fallen zumindest einige der wichtigsten Anliegen nicht ins Aufgabengebiet der Ergotherapie innerhalb des multidisziplinären Teams, im NKM beispielsweise wenn Probleme beim Essen aus einer Schluckstörung resultieren (vgl. Abb. 6).

Ist unter den wichtigsten OPIs keines, an dem von der Ergotherapie, sondern nur solche, an denen i.R. der Klinik von anderen Fachbereichen gearbeitet werden kann, z.B. Essen (Schlucken) und Schwimmen, könnte das COPM in diesem Fall evtl. noch gleichzeitig eine Aussage über subjektiv erlebte Veränderungen der Betätigungs-Performanz und das Ergebnis der Rehabilitation liefern. Klient und Ergotherapeut könnten sich trotzdem darauf einigen, an einem anderen Anliegen zu arbeiten, das nicht als wichtigstes ausgewählt wurde, aber für Ersteren dennoch bedeutsam erscheint. Obwohl Ergotherapie stattgefunden hat, wird das COPM hier aber nicht deren Outcome erfassen können (vgl. Abb. 7).

Viele Anliegen, wie z.B. im Urlaub nach Kenia zu fliegen, um an Safaris teilzunehmen, können in einer Akutklinik noch nicht beübt und ausprobiert werden. Nennt der Klient nur solche (vgl. Abb. 8), wäre das COPM meist nicht zur Evaluation des Outcome einsetzbar, selbst wenn an Teilschritten gearbeitet wird. Wie dargestellt erscheinen „zu groß“ bzw. zu fern formulierte Belange bei der zweiten Erhebung selten beurteilbar.

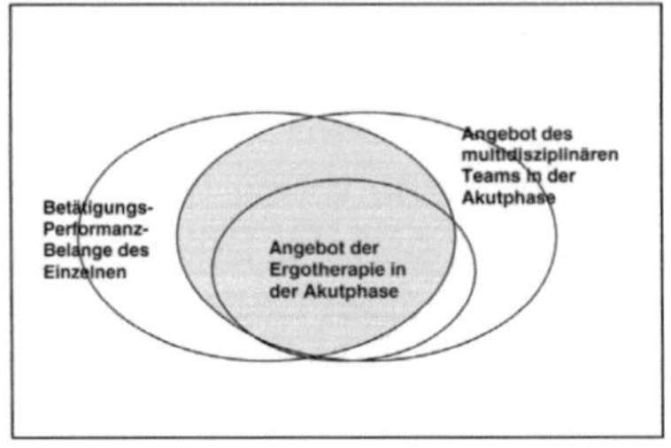

Abb. 6: **Klient nennt als wichtigste OPIs nur solche, an denen i.R. des institutionellen Setting vom multidisziplinären Team (Ergotherapie und andere Fachbereiche) gearbeitet werden kann und die innerhalb der Klinik ausprobiert werden können**

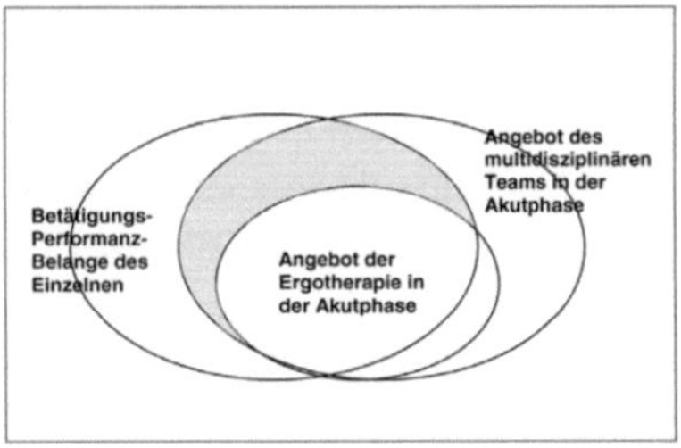

Abb. 7: **Klient nennt als wichtigste OPIs nur solche, an denen i.R. des institutionellen Setting von anderen Fachbereichen gearbeitet werden kann, jedoch keine, welche die Ergotherapie betreffen**

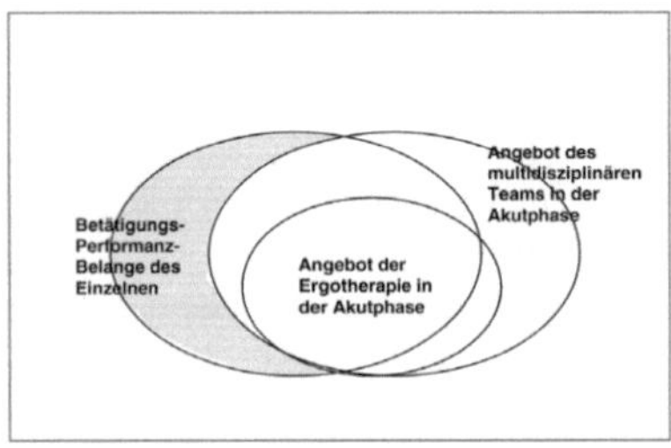

Abb. 8: **Klient nennt als wichtigste OPIs nur solche, an denen i.R. des institutionellen Setting (noch) nicht gearbeitet werden kann oder die dort nicht ausprobiert werden können**

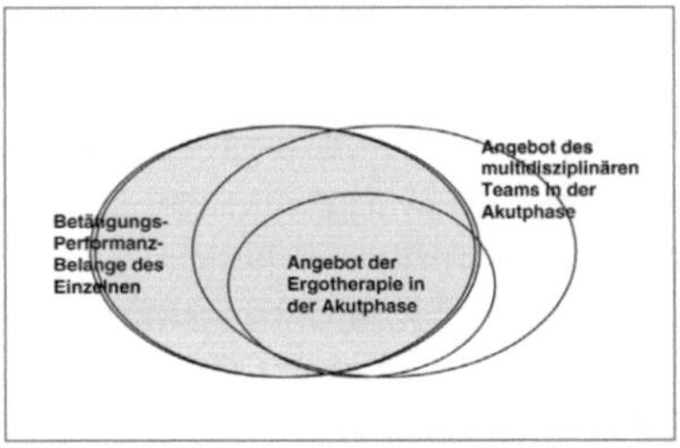

Abb. 9: **„Normalfall“: Klient nennt als wichtigste OPIs solche aus allen Bereichen**

Insgesamt sind so sieben verschiedene Fälle vorstellbar, aus welchen Bereichen bzw. Kombinationen daraus die OPIs entstammen könnten.

5.2.2 Sammeln aller Betätigungs-Performanz-Belange und Messung von Veränderungen der Betätigungs-Performanz versus Zielfindung und Outcome-Messung

Dem klientenzentrierten Ansatz zufolge müssten wahrscheinlich alle Belange des Klienten „(...) uneingeschränkt akzeptiert (...)" (CAOT, 1998d, S. 5) werden, und zwar so, wie er sie im ersten Schritt des OPP formuliert (Abb. 9). Diese Intention ließe sich beschreiben als Einsatz des COPM zum **Sammeln aller Betätigungs-Performanz-Belange und Messung von subjektiv erlebten Veränderungen der Betätigungs-Performanz**. Das angestrebte Outcome würde erst in Schritt 5 des ergotherapeutischen Prozesses ausgehandelt, wenn auch Komponenten der Person, Umweltbedingungen und Stärken bzw. Ressourcen von Klient und Therapeut abgeklärt sind (vgl. 2.2). Ergotherapeuten sollten vom Einzelnen benötigte und gewünschte Betätigung ermöglichen. Das Ausmaß, in dem ihnen das gelänge, wäre ein Indikator für die Qualität ergotherapeutischer Dienstleistungserbringung. Der Schwerpunkt der Evaluation der Ergebnisse der Ergotherapie würde nicht direkt auf dem Outcome der Therapie liegen, sondern eher auf dem Outcome, das der Klient erfährt (Townsend, 1998), d.h. auf subjektiv erlebten Veränderungen der Betätigungs-Performanz in Bezug auf die ursprünglich von ihm gewünschten Anliegen.

Möglicherweise ist dieser holistische Ansatz im beschriebenen Setting momentan nicht zu realisieren. Zum einen haben die Therapeuten keine unbegrenzten zeitlichen, räumlichen oder finanziellen Ressourcen zur Verfügung. Zum anderen sind die wichtigsten OPIs oft Fernziele. In solchen Fällen liefert das COPM weniger konkrete Hinweise für die Entwicklung eines Aktionsplans für die Ergotherapie, die zudem innerhalb des multidisziplinären Teams ein bestimmtes Aufgabengebiet hat. Ergotherapeuten sind hier keine Case-Manager, die mit Klienten und Bezugspersonen deren Anliegen in Bezug auf die Rehabilitation oder den Klinikaufenthalt insgesamt besprechen. Werden alle Belange des Klienten im ersten Schritt des ergotherapeutischen Prozesses gesammelt und ihm dann mitgeteilt, dass i.R. der Ergotherapie daran nicht gearbeitet werden kann, sind viele enttäuscht. Der Zeitaufwand erscheint nicht immer gerechtfertigt, zumal das Instrument dann nicht oder nur teilweise zur Evaluation des Outcome beitragen kann. Hier besteht die Gefahr, dass es in der praktischen Arbeit kaum noch angewandt würde.

Auch Pollock et al. (1999) vermuten, dass der klientenzentrierte Ansatz unter Verwendung des COPM in einer Akutklinik und einem am biomedizinischen Modell orientierten Gesundheitssystem kaum zu realisieren ist.

Andererseits erscheint die Anwendung des COPM im beschriebenen Setting durchaus möglich, da sie inzwischen seit zweieinhalb Jahren praktiziert wird (vgl. Kap. 3).

Die Beobachtung, dass die Therapeuten dem Klienten in einer Frage oder durch von ihnen gewählte Beispiele Teilschritte hin auf ein vom ihm genanntes Anliegen vorgegeben zu haben schienen (vgl. 4.3.4), deutet darauf hin, dass Belange hier möglicherweise nicht immer uneingeschränkt akzeptiert und so in den Bogen übernommen wurden, wie der Klient sie genannt hatte. Das könnte ein Indiz dafür sein, dass die Therapeuten versucht haben, sie aufgrund der beschriebenen Problematik in Bezug auf die Beurteilung zu nah, zu fern oder zu unkonkret gehaltener Anliegen bei der zweiten Erhebung bereits im Interview so einzugrenzen und zu konkretisieren, dass in der Klinik oder auch in der Ergotherapie daran gearbeitet werden könnte. Möglicherweise versuchten sie unbewusst, bereits im COPM das **angestrebte Outcome** für die Therapie oder den Klinikaufenthalt zu vereinbaren. Dieses müsste dem Leistungsangebot des institutionellen Setting angemessen und daher oft als Teilschritt hin auf die ursprünglich vom Klienten gewünschte Betätigung formuliert sein. Für diese Annahme spricht, dass sich unter den Therapeuten für die wichtigsten OPIs die Bezeichnung **„Ziele“** eingebürgert hatte. Auch wurde die Durchführung des COPM im ersten Schritt des ergotherapeutischen Prozesses oft als schwierig empfunden, da hier noch keine konkrete **„Zielsetzung“** für die Ergotherapie zu erreichen sei. Sollen lediglich die wichtigsten Betätigungs-Performanz-Belange des Klienten gesammelt werden, dürfte dieses Problem für Therapeuten irrelevant sein bzw. sich nicht ergeben. In der praktischen Arbeit schien sich also ein Ansatz zur Durchführung des COPM entwickelt zu haben, der nicht ganz der Intention entspricht, für die es ursprünglich konzipiert ist. Er ließe sich beschreiben als Einsatz des COPM zur **Zielfindung und Outcome-Messung**.

Der Therapeut würde in diesem Fall nicht nur relativ „passiv“ alle Betätigungs-Performanz-Belange sammeln, sondern wäre dahingehend beteiligt, dass er letztendlich nur ganz bestimmte Anliegen des Klienten notiert oder diesen bittet, sie anders, z.B. als Teilschritte oder konkreter zu fassen. Dies würde nicht erst die wichtigsten OPIs betreffen, sondern bereits die ursprünglich vom Klienten benannten, da dieser später gebeten würde, aus den im Bogen stehenden Anliegen Ziele auszuwählen, die i.R. des institutionellen Setting realisierbar erscheinen.

Je nachdem, welchen Bereich der Therapeut mit dem COPM abdecken will, könnten die im Bogen notierten Anliegen etwas anders aussehen. So könnte entweder versucht werden, den Klienten dahingehend zu fazilitieren, dass er Ziele für das gesamte multidisziplinäre Team formuliert (vgl. Abb. 6) oder nur für die Ergotherapie (vgl. Abb. 5). Auch wären je nach Absprache innerhalb eines Hauses „Zwischenstufen“ vorstellbar, z.B. der Einsatz des COPM zur Zielfindung und Outcome-Messung für die Ergo- und Physiotherapie, die Ergo-, Physio- und Sprachtherapie o.a.

Je nach Erfahrungswerten des Therapeuten, wie konkret, nah oder fern die wichtigsten OPIs bzw. Ziele formuliert sein sollten, damit sie auch bei der zweiten Erhebung noch zu beurteilen sind, könnte er im Interview etwas andere Entscheidungen treffen, an welchem Punkt er aufhört, beim Klienten nachzufragen und sich mit dessen Formulierung zufrieden gibt. Eine Rolle spielen könnte auch seine prognostische Einschätzung, ob und in welchem Zeitraum der Klient ein bestimmtes Ziel erreichen könnte. Handelt es sich dabei um Anliegen, die innerhalb der Klinik nicht direkt zu beüben oder auszuprobieren sind, muss er sich bereits während des Interviews detailliertere Informationen beschaffen, die ihm erlauben zu beurteilen, ob die gewünschte Tätigkeit insgesamt oder zumindest in Teilschritten simuliert werden könnte. Er muss herausfinden, was aus Sicht des Klienten die wichtigsten Performanz-Komponenten und Umweltbedingungen sind, die Performanz und/oder Zufriedenheit in Bezug auf die Ausführung der Tätigkeit beeinträchtigen. Solche, die der Klient nicht von sich aus nennt, obwohl sie aus Sicht des Therapeuten von Bedeutung für die Lösung seiner Anliegen sein könnten, muss er durch gezieltes Nachfragen abklären. Nur so erhält er alle Informationen, die er für die Einschätzung benötigt, wie nah oder fern das jeweilige Ziel gefasst sein sollte.
Einfluss haben könnte weiterhin seine Beurteilung der kognitiven Fähigkeiten des Klienten, da bei Menschen mit Beeinträchtigungen von Aufmerksamkeit und/oder Gedächtnis die Belange erfahrungsgemäß etwas konkreter aufgeschrieben sein sollten, damit keine Unklarheiten entstehen, was beurteilt werden soll.

Die Formulierung der Betätigungs-Performanz-Belange könnte bei einer begrenzteren Intention also das Resultat eines Prozesses sein, an dem sowohl Therapeut als auch Klient beteiligt sind.

5.2.3 Diskussion und Schlussfolgerungen für die Entwicklung eines Praxisleitfadens

Die Annahme, dass es unterschiedliche Intentionen zum Einsatz des COPM gibt, würde viele der dargestellten Schwierigkeiten und Unklarheiten im beschriebenen Setting klären. Möglicherweise treten diese nicht oder weniger ausgeprägt auf, wenn das Interview im ambulanten Bereich und mit kognitiv nicht beeinträchtigten Menschen durchgeführt wird. Dort können vermutlich die meisten Belange vor Ort ausprobiert werden. Die Klienten sind bereits an ihre Situation gewöhnt, haben Erfahrung mit ihren Beeinträchtigungen und können in etwa einschätzen, welche Anliegen realistisch erscheinen.

Zur Erarbeitung eines Praxisleitfadens erscheint es sinnvoll, sich innerhalb eines Teams auf eine der vorstellbaren Intentionen zu einigen. Diese Intention könnte die Art der Gesprächsführung des Therapeuten beeinflussen, d.h. ob er alle Belange lediglich sammelt oder versucht, den Klienten dahingehend zu fazilitieren, dass dieser bereits Ziele formuliert, an denen aus Sicht des Therapeuten im jeweiligen Setting i.R. der Ergotherapie oder je nach Intention auch anderer Fachbereiche gearbeitet werden kann und welche bei der zweiten Erhebung noch beurteilbar sein werden. Sie könnte daran beteiligt sein, wie die Frage nach der Wichtigkeit gestellt wird. Auch könnten Zusammenhänge bestehen zum Zeitpunkt der Durchführung des Interviews im ergotherapeutischen Prozess, da der Therapeut bei begrenzteren Intentionen bereits Informationen über den Klienten benötigt, um einschätzen zu können, inwieweit dessen Anliegen im jeweiligen Setting realisierbar erscheinen und in Bezug auf welche der Klient Teilziele formulieren sollte.

Solche begrenzteren Intentionen zum Einsatz des COPM könnten bewirken, dass der Klient sich in den Zielen, die er formuliert, in gewisser Weise dem Leistungsangebot des institutionellen Setting anpassen muss. Das entspricht evtl. nicht dem klientenzentrierten Ansatz i.e.S. (vgl. 5.2.2). Andererseits könnte das COPM so auch in einer Akutklinik regelmäßig konkrete Hinweise für die Therapieplanung liefern und wäre zur Evaluation des Outcome in Bezug auf alle formulierten wichtigsten Belange einsetzbar. Seine Verwendung in der praktischen Arbeit und damit die Berücksichtigung der Bedürfnisse des Einzelnen könnte eher gewährleistet werden.

Dass unterschiedliche Intentionen bisher nicht beschrieben sind, könnte ein Grund für die noch ausstehende Überprüfung der Interrater-Reliabilität sein. Im beschriebenen Setting schien sich unbemerkt eine begrenztere Intention „eingeschlichen“ zu haben. Führen zwei Therapeuten das Interview beim gleichen Klienten durch, wobei Therapeut A die Belange des Klienten nur sammelt, Therapeut B dagegen bereits im Interview versucht, mögliche realistisch erscheinende Ziele für die Therapie zu finden, könnte das Ergebnis durchaus unterschiedlich ausfallen.

Im Unterschied zum ganzheitlichen Einsatz des COPM zum Sammeln aller Betätigungs-Performanz-Belange des Einzelnen, der bereits dargestellt wurde (vgl. 2.1; 2.2), soll nun das andere „Extrem“, der Einsatz des COPM zur Zielfindung und Outcome-Messung für die Ergotherapie, vorgestellt werden, wie er im beschriebenen Setting mittlerweile praktiziert wird. Abschließend wird gezeigt, wie sich die beiden unterschiedlichen Intentionen im Aussehen eines ausgefüllten COPM-Bogens beim gleichen Klienten niederschlagen könnten.

6 Einsatz des COPM zur Zielfindung und Outcome-Messung für die Ergotherapie

6.1 Beschreibung dieser Intention

Ziel des Therapeuten beim Einsatz des COPM ist hier die

Erfassung der ergotherapie-relevanten Performanz-Belange und Ziele des Klienten sowie der subjektiv erlebten Veränderungen seiner Performanz und Zufriedenheit mit dieser Performanz in Bezug auf für ihn alltagsrelevante Tätigkeiten, an denen im Rahmen der Ergotherapie gearbeitet werden kann.

Vereinfachend werden diese Veränderungen als „Outcome der Ergotherapie" bezeichnet, um den Ansatz von der Verwendung des COPM zur Messung von Veränderungen der Betätigungs-Performanz abzugrenzen. Dabei ist jedoch zu berücksichtigen, dass in die Ergebnisse des COPM – wie bei jedem anderen subjektiven oder objektiven Assessment-Verfahren auch – noch andere Bedingungen einfließen, d.h. prinzipiell nie das reine „Outcome der Ergotherapie" erfasst werden kann, sondern Veränderungen im Zustand des Klienten aus seiner Sicht, allerdings in Bezug auf Ziele, die für die Ergotherapie vereinbart wurden. Die Veränderungen von Performanz und Zufriedenheit ergeben sich i.d.R. nicht allein durch ergotherapeutische Intervention.

Zumindest in akuten Erkrankungsstadien spielt der Spontanverlauf eine Rolle. Auch Tagesschwankungen in der Stimmung oder Performanz eines Menschen können sich auf die subjektive Bewertung von Performanz und Zufriedenheit auswirken, weiterhin neuropsychologische Beeinträchtigungen (vgl. 5.1.2) und Motivationen des Klienten (vgl. 5.1.2). Schließlich ist Ergotherapie – zumindest in einer Klinik – eingebunden in ein multidisziplinäres Team, so dass Veränderungen i.d.R. auch auf sog. Kotherapie-Effekte zurückzuführen sind.

6.2 Mögliche Veränderung von Rahmenbedingungen

6.2.1 Vorschlag zur Terminologie

Bei der Verwendung des COPM zur Zielfindung und Outcome-Messung könnte anstelle von Betätigungs-Performanz-Anliegen (OPIs) nur von **„Performanz-Belangen** bzw. **-Anliegen"** gesprochen werden, um zu verdeutlichen, dass nicht alle vom Klienten genannten Belange direkt notiert werden. Der Therapeut ist insofern an der Formulierung der letztlich im Bogen stehenden Anliegen beteiligt, als er in Bezug auf jedes Entscheidungen getroffen hat, ob der Klient es besser konkretisieren, in Bezug zu einer sinn- und bedeutungsvollen Tätigkeit bringen oder kleiner fassen sollte, damit im jeweiligen Setting daran gearbeitet werden kann. Er denkt hier bereits daran, dass aus den notierten Belangen Ziele für die Therapie ausgewählt werden sollen.

Daraus resultiert auch, dass diese Belange weniger als Beschreibung eines problematischen Zustands oder negativ gefasst sein sollten, sondern bereits in Richtung eines später möglicherweise anzustrebenden Outcome oder als mögliche Teilschritte hin auf dieses Outcome.

Der englischsprachigen Literatur zufolge können auch die wichtigsten OPIs negativ oder als Zustandsbeschreibung formuliert sein. Dort finden sich Beispiele für die wichtigsten Betätigungs-Performanz-Anliegen im COPM, die eine Beschreibung der Situation des Klienten darstellen, z.B. bei Fearing, Clark und Stanton „Eingeschränkte Mobilität in der Gemeinde (community)" sowie „Fehlen anregender Freizeit-Betätigungen" (1998, S. 76, Übers. d. A.), in Enabling Occupation „Nicht in der Lage, Gemüse einzukaufen" (Stanton et al., 1997b, S. 70) oder „Arbeiter können ein Team-Projekt nicht fertigstellen" (idem, S. 71).

Obwohl Performanz-Belange bzw. -Anliegen nach Möglichkeit bereits positiv formuliert sein sollten, erscheint es schwierig, dem Klienten gegenüber diese Worte zu verwenden, da zunächst erklärt werden müsste, was damit gemeint ist. Im Interview selbst wäre es daher wohl sinnvoller, wie beim Einsatz des COPM zum Sammeln aller Betätigungs-Performanz-Belange direkt nach momentan bestehenden Problemen oder Schwierigkeiten zu fragen. Die meisten verstehen dann besser, worauf man hinaus will, als wenn sie relativ neutral unter Umgehung von Begriffen wie „Probleme" etc. gebeten werden, etwas über ihr Betätigungsverhalten zu berichten. Die positive Formulierung, die der

Therapeut in den Bogen schreibt, ist letztlich von ihm gewählt. Sie sollte so weit wie möglich die Worte des Klienten enthalten. Allerdings wird sie oft eine knappe Zusammenfassung dessen sein, was der Therapeut aus seinen Erzählungen heraushört. Im NKM hat es sich zudem als das Beste erwiesen, die Performanz-Anliegen nach Möglichkeit stets als konkrete Tätigkeit zu fassen. Überlegungen zur Formulierung von Performanz-Belangen und COPM-Zielen werden unten (vgl. 6.3.1) ausführlich diskutiert.

Die wichtigsten Performanz-Belange könnten hier bereits als **„COPM-Ziele"** bzw. für den Fall, dass das COPM zur Zielfindung und Outcome-Messung für die Ergotherapie verwendet wird, als **„Ziele in der Ergotherapie"** bezeichnet werden. Sowohl Performanz-Anliegen als auch bei der Frage nach Zielen spontan genannte Belange, die andere Abteilungen betreffen, könnten in diesem Fall zur Differenzierung als **„Ziele in anderen Abteilungen"** bezeichnet werden. Ziele sind stets positiv, d.h. bereits als angestrebtes Outcome formuliert. Die begrenztere Intention mit der Veränderung der Terminologie könnte auch bei einer Modifikation des COPM-Bogens berücksichtigt werden.

6.2.2 Modifizierter COPM-Bogen und einheitliche Skala

Den in den Vorbemerkungen dargestellten Überlegungen zufolge kommt der Begriff „OP-Probleme" im modifizierten COPM-Bogen „COPM – Version NKM" (Abb. 10) nicht mehr vor. Beim Einsatz des COPM nur zur Zielfindung und Outcome-Messung für die Ergotherapie erscheint problematisch, dass viele der Anliegen nicht in deren Aufgabengebiet innerhalb des multidisziplinären Teams fallen und damit ebenso wie Performanz-Komponenten auf der Rückseite des Bogens notiert werden müssten. Sie können nicht in die neun Teilbereiche der Betätigungs-Performanz geschrieben werden, da der Klient aufgefordert wird, seine Ziele aus den dort notierten auszuwählen.
Um einerseits nur Ziele für die Ergotherapie erfassen zu können, dem Klienten aber gleichzeitig zu signalisieren, dass seine übrigen Anliegen ebenso ernst genommen werden, ist im „COPM-Version NKM" direkt unter dem Bereich für die ein bis fünf „Ziele in der Ergotherapie" ein Feld eingefügt, in dem „Ziele in anderen Abteilungen" notiert werden können. Daneben ist eine Rubrik „Komponenten", in der Performanz-Komponenten notiert werden. Nur Anliegen, die in der Klinik von keinem Fachbereich zu realisieren sind, werden nach wie vor auf der Rückseite des Bogens vermerkt. Umweltbedingungen werden auf einem modifizierten Deckblatt festgehalten.

COPM - Version NKM

Canadian Occupational Performance Measure, 2. Ausgabe
M. Law, S. Baptiste, A. Carswell, M.A. McColl, H. Polatajko, N. Pollock 1998

Adaptiert durch die Projektgruppe COPM des Neurologischen Krankenhaus München

Selbstversorgung

Wie wichtig?

1 **Eigene körperl. Versorgung**
(z.B. Anziehen, Sich waschen, Baden/Duschen, Hygiene, Essen)

2 **Mobilität**
(z.B. Transfer, Fortbewegung drinnen, draußen)

3 **Regelung persönl. Angelegenheiten**
(z.B. Transport, Einkaufen, Finanzen)

Produktivität

4 **Bezahlte/unbezahlte Arbeit**
(z.B. Arbeitsplatz finden/ erhalten, ehrenamtliche Tätigkeit)

5 **Haushaltsführung**
(z.B. Saubermachen, Wäsche, Kochen)

6 **Spiel/Schule**
(z.B. Spielen, Hausaufgaben)

Freizeit

Wie wichtig?

7 **Ruhige Erholung**

(z.B. Hobbys, Basteln, Lesen)

8 **Aktive Freizeit**

(z.B. Sport, Ausflüge, Reisen)

9 **Soziales Leben**

(z.B. Besuchen, Telefonieren, Parties, Korrespondenz)

Ziele in der Ergotherapie:	Wie gut?	Wie zufrieden?	Wie gut?	Wie zufrieden?	DiffP	DiffZ	Bereich
1.							
2.							
3.							
4.							
5.							
Durchschnitt:							
Datum:							

Ziele in anderen Abteilungen:	**Komponenten:**

Abb. 10: Modifizierter COPM-Bogen: „COPM – Version NKM“

Weitere Veränderungen wurden vorgenommen, um neuropsychologisch beeinträchtigten Menschen (vgl. 4.1.2) das Interview zu erleichtern. Die Anleitungen für Therapeuten sind weggelassen, da sie oft abgelenkt haben. Die Worte Wichtigkeit, Performanz und Zufriedenheit sind durch Fragen ersetzt: „Wie wichtig?“, „Wie gut?“, „Wie zufrieden?“. Diese werden i.A. leichter verstanden und besitzen größeren Aufforderungscharakter. Unter der Bewertung von Performanz und Zufriedenheit in Bezug auf diese Ziele erscheinen nur noch die Felder, wo die berechneten Durchschnittswerte eingetragen werden.

Auch wurde für alle drei Beurteilungen eine einheitliche große Skala von eins bis zehn (DIN A4-Querformat) entwickelt, auf der links neben der Ziffer eins ein „trauriger“, rechts neben der zehn ein „lachender Smiley“ abgebildet ist (Abb. 11).

6.2.3 Der ergotherapeutische Prozess

Soll bereits im COPM das angestrebte Outcome vereinbart werden, welches einerseits den Zielen und Wünschen des Klienten, andererseits aber auch den Möglichkeiten des institutionellen Setting oder Therapeuten entspricht, erscheint gegenüber dem im OPP vorgeschlagenen Zeitpunkt eine etwas spätere Anwendung im Therapieverlauf günstiger. Nun wird eine Modifikation des OPPM zu diesem Zweck vorgestellt.

Auch hier handelt es sich um ein Schema, wieder können einzelne Schritte in ihrer Reihenfolge verändert, parallel oder mehrmals durchlaufen werden. Zum besseren Verständnis sind an entsprechenden Stellen Erläuterungen bzw. Beispiele integriert.

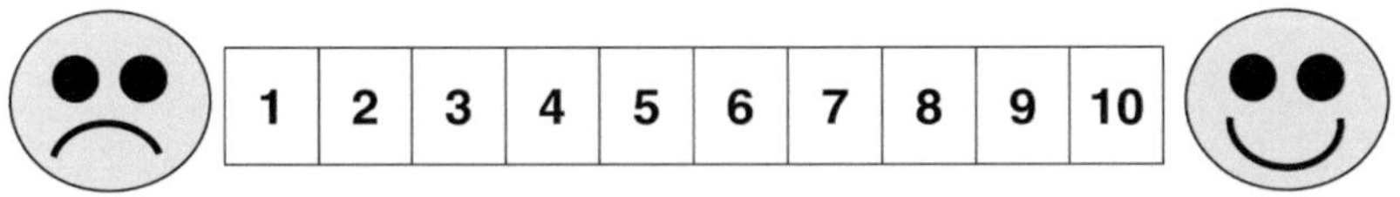

Abb. 11: Einheitliche Skala zur Bewertung von Wichtigkeit, Performanz und Zufriedenheit

Schritt 1: Der Therapeut beobachtet den Klienten im institutionellen Setting, sammelt und analysiert objektiv feststellbare Schwierigkeiten bei Tätigkeiten im Klinik-Alltag. Er befragt ihn formlos zu momentan erlebten Performanz-Belangen und seinem Betätigungsverhalten vor der Erkrankung. Nach Möglichkeit werden hier auch bereits Umweltbedingungen eruiert, die in Zusammenhang mit den Performanz-Anliegen stehen. Gleichzeitig werden, möglichst unter Einbeziehung (standardisierter) objektiver Messinstrumente, Performanz-Komponenten der Person analysiert. Auch hier ist das subjektive Erleben des Klienten wichtig, denn Komponenten mit Bezug zu alltagsrelevanten Beeinträchtigungen der Performanz stehen bei der ergotherapeutischen Diagnostik im Vordergrund. Ebenso verschafft sich der Therapeut bereits im ersten Schritt einen Eindruck über Stärken und Ressourcen des Klienten.

Schritt 2: Wie im OPP: Der Therapeut wählt nach seinen Informationen und Eindrücken, die er vom Klienten in Schritt 1 gewonnen hat, einen oder mehrere theoretische Ansätze aus, die ihm zur weiteren Befundung und Therapie als geeignet erscheinen.

Bei den Schritten 1 und 2 wird der Klient nur so weit einbezogen, dass er nicht überfordert wird. Diese Schritte laufen meist parallel.

Schritt 3: Der Therapeut hat nun den Klienten mit seinen Stärken und Schwierigkeiten kennen gelernt, sich einen Eindruck verschafft über objektiv feststellbare Performanz-Probleme und dabei i.d.R. auch schon einige subjektiv wichtige Belange und Umweltbedingungen (Barrieren und Ressourcen) erfahren. Der Klient hatte Zeit, sich an seine neue Situation zu gewöhnen, ist mit den Abläufen im Haus vertraut, kennt in etwa das Leistungsspektrum und Angebot der Ergotherapie, d.h. die Ressourcen und Barrieren des Therapeuten sowie dessen Stärken und Schwächen. Jetzt ist der geeignete Zeitpunkt, um das COPM durchzuführen und Ziele für die Ergotherapie festzulegen. Ist der Klient kognitiv in der Lage, Performanz-Belange zu identifizieren, nennt jedoch im COPM keine Anliegen, die von der Ergotherapie zu lösen wären, besteht – sofern das soziale

Umfeld des Patienten der gleichen Auffassung ist – zum momentanen Zeitpunkt keine Indikation für Ergotherapie. Sie wird in Rücksprache mit dem Arzt und dem multidisziplinären Team abgesetzt.

Schritt 4: Klient und Therapeut definieren nochmals explizit die wichtigsten Performanz-Komponenten und Umweltbedingungen, die verändert werden sollen, um die Performanz in Bezug auf die Ziele des Klienten zu verbessern. Gemeinsam überlegen sie, wie das soziale Umfeld des Patienten einbezogen werden könnte, um diesen Prozess zu unterstützen.

Schritt 5: Klient und Therapeut legen gemeinsam den weiteren Aktionsplan fest, d.h. sie vereinbaren Teilziele, bestimmen, was der Klient selbst tun kann, um an seinen Performanz-Anliegen zu arbeiten, was beide in der Therapie tun werden und was z.B. Bezugspersonen tun könnten. Die nächsten Schritte zur Verbesserung der Performanz werden konkretisiert.

Die Schritte 4 und 5 erfolgen i.d.R. in der Therapieeinheit nach Durchführung des Interviews.

Schritt 6: Umsetzung des Aktionsplans. Im beschriebenen Setting ist auch die Arbeit an Performanz-Komponenten ein wichtiger Therapieinhalt. In frühen Stadien der Erkrankung erscheint es oft sinnvoll, gezielt auf eine Funktionsverbesserung hinzuarbeiten, durch die sich im weiteren Verlauf ein Großteil der Performanz-Probleme von selbst erübrigen werden. Es ist anzunehmen, dass viele Klienten davon mehr profitieren könnten als wenn zu früh – etwa bei noch kaum vorhandenem Haltungshintergrund – mit ADL-Training begonnen wird. Möglicherweise könnte das Kompensationsmuster fördern, diese wiederum könnten die Verbesserung der posturalen Kontrolle beeinträchtigen. Allerdings ist auch bei der Arbeit an Performanz-Komponenten kennzeichnend für die Ergotherapie, dass Tätigkeiten, die für den Einzelnen wichtig und bedeutsam sind, von Anfang an einbezogen werden (vgl. Fearing et al., 1997). So könnte eine funktionelle Therapie in Bezug zum Alltag gesetzt und gleichzeitig das alltagsrelevante Ergebnis überprüft werden, indem eine vom Patienten gewünschte Tätigkeit vor und nach der Therapieeinheit durchgeführt und auf Veränderungen bezüglich der Performanz geachtet wird.

Wäre z.B. ein Ziel des Klienten, zuhause wieder den Hof kehren zu können, und eine wichtige beeinträchtigte Performanz-Komponente zu dieser Tätigkeit Stell- und Equilibriumsreaktionen, kann die Arbeit an diesen Letzteren der hauptsächliche Therapieinhalt sein. Indem die Tätigkeit jedoch vor und nach der Stunde kurz simuliert und vom Patienten z.B. nach subjektiv erlebter Performanz beurteilt wird, ist der für die Ergotherapie charakteristische Bezug zum Alltag vorhanden, für den Klienten ist die Therapie sinnvoll und bedeutsam, er arbeitet an seinen Zielen. Ebenso ist vorstellbar, dass in der Therapie eines Klienten, dessen vorrangiges Ziel es ist, wieder am PC tippen zu können, die Erarbeitung der notwendigen Performanz-Komponenten – z.B. Verbesserung von Arm- und Handfunktion – vor einem Computer stattfindet, d.h. im Büro. Sequenzen wie eine spezifische Mobilisation von Muskulatur können sich dann abwechseln mit Phasen innerhalb der Therapieeinheit, wo er mit Unterstützung oder Anleitung durch den Therapeuten tippt. Das alltagsrelevante Ziel wird stets in die Therapie integriert. Gleiches gilt für die Therapie neuropsychologischer Performanz-Komponenten. Auch hier kann Therapiematerial so adaptiert werden, dass es dem individuellen Kontext des Klienten und seinen Interessen und Wünschen entspricht.

Schritt 7: Die Evaluation der Ergebnisse und das weitere Vorgehen erfolgen wie im OPP beschrieben. Üblicherweise wird parallel der objektiv messbare Fortschritt in Bezug auf die relevanten Performanz-Komponenten überprüft.

Zusammenfassend lässt sich festhalten, dass der ergotherapeutische Prozess bei einer begrenzteren Intention ab Schritt 3 ähnlich durchlaufen wird wie im OPPM dargestellt. Die Schritte 2, 3 und 4 des ursprünglichen Modells erfolgen jedoch teilweise schon vor der Durchführung des COPM (nun Schritte 1 und 2). Performanz-Komponenten und teilweise auch Umweltbedingungen, die in Bezug zu möglichen Performanz-Anliegen des Klienten stehen könnten, werden analysiert, damit das Interview nicht zu zeitintensiv wird. Im COPM kann dann bereits das angestrebte Outcome der Therapie vereinbart und es somit später zu dessen Messung aus Sicht des Klienten eingesetzt werden. In Bezug auf Performanz-Belange, die der Therapeut erst im Interview erfährt, versucht er bereits dort relevante Performanz-Komponenten und Umweltbedingungen zu analysieren, um besser einschätzen zu können, wie nah, fern oder konkret der Klient seine Ziele formulieren sollte. Die Schritte 2, 3 und 4 des OPP werden im Anschluss nachgeholt. So verliert man möglicherweise etwas Zeit im Vergleich zum rein absteigenden Ansatz des OPPM. Die Veränderungen, die sich aus Sicht des Klienten im Therapieverlauf ergeben haben, können erst beginnend mit der ersten Erhebung des COPM gemessen werden. Andererseits scheint seine etwas spätere Verwendung im ergotherapeutischen Prozess bei der beschriebenen Intention in einer Akutklinik und mit oft älteren sowie nicht selten neuropsychologisch beeinträchtigten Klienten mehr Sinn zu machen (vgl. 4.2).

Um die positiven Auswirkungen für den Klienten und den Zugewinn an Effizienz und Effektivität zu nutzen, die mit dem Einsatz des COPM einhergehen können (vgl. 3.2.1; 3.2.2), sollte dennoch stets gelten:

> **Das COPM wird in der Therapie so früh durchgeführt wie möglich und so spät wie nötig.**

6.3 Überlegungen zur Formulierung von Performanz-Belangen und COPM-Zielen sowie der Abgrenzung von Performanz-Komponenten

6.3.1 Faktoren, die die Art und Formulierung von Performanz-Belangen und COPM-Zielen beeinflussen könnten

Sollen mit dem COPM nur Ziele für die Ergotherapie vereinbart werden, ist die Entscheidung, welche Performanz-Anliegen in die Teilbereiche der Betätigungs-Performanz übernommen und welche als „Ziele in anderen Abteilungen" notiert werden, beeinflusst von der Aufgabenverteilung innerhalb des multidisziplinären Teams. Beispielsweise könnte die Wohnraumanpassung in manchen Kliniken Aufgabe der Ergo-, in anderen der Physiotherapie sein.

Auch könnte i. R. multidisziplinärer Teamkonferenzen, in denen übergeordnete Rehabilitationsziele für einen Patienten formuliert werden und aufgeteilt wird, welcher Therapiebereich schwerpunktmäßig an welchen Schritten hin auf diese Ziele arbeitet, die Ergotherapie unterschiedliche Aufgaben übernehmen. Würde dort beispielsweise vereinbart, dass sowohl Physio- als auch Ergotherapie vorrangig das Gehen mit Rollator trainieren, würde der Therapeut das Anliegen ‚Gehen' des Klienten jederzeit akzeptieren, wenn dieser es noch konkretisieren kann. Würde dagegen vereinbart, dass die Physiotherapie das Gehen beüben und die Ergotherapie sich v.a. auf Explorationstraining konzentrieren wird, würde der Therapeut dasselbe Anliegen unter „Ziele in anderen Abteilungen" notieren. Besteht diesbezüglich noch keine Absprache, wird der Therapeut abschätzen, wie die Aufgabenverteilung vermutlich aussehen wird.

In Bezug auf alle Anliegen, die innerhalb des institutionellen Setting nicht spätestens unmittelbar nach der ersten Erhebung des COPM ausprobiert werden können, muss der Klient Teilziele finden. Diese sollten zudem als Tätigkeit formuliert sein.

Anliegen wie „Sozialkontakte", „Mehr Geduld mit mir selbst haben" o.Ä. sind erfahrungsgemäß zu unkonkret und daher schlecht nach Performanz und Zufriedenheit beurteilbar. Durch seine Gesprächsführung sollte der Therapeut versuchen, den Befragten dahin zu bringen, dass er konkrete Tätigkeiten formuliert, anhand derer solche Belange messbar würden, z.B. für „Sozialkontakte" „Warme Mahlzeiten kochen können, um wieder meine Freunde einladen zu können" oder „Wieder so sprechen können, dass andere mich am Telefon verstehen" etc., je nachdem, welche Tätigkeit der Klient nennt. An dieser Tätigkeit sollte er später erkennen können, ob er seinem Anliegen näher gekommen ist.

Hier könnte der Klient in Abhängigkeit von den Fragen, die der Therapeut stellt, unterschiedliche Tätigkeiten benennen. Deshalb sollte Letzterer versuchen, möglichst keine Beispiele vorzugeben, sondern offen formulierte W-Fragen zu verwenden, z.B. „Was müssten Sie dazu können?" oder „Woran würden Sie erkennen, dass Sie mehr Geduld mit sich selbst haben? Bei welcher Tätigkeit?"

Allerdings antwortet der Klient i.d.R. nicht in Stichpunkten, die der Therapeut nur noch aufschreiben müsste.

Erzählt der Klient beispielsweise im Teilbereich ‚Bezahlte/unbezahlte Arbeit' fünf Minuten lang über seine momentanen Schwierigkeiten und Bedenken, das Amt als Kassenwart seines Kegelvereins weiterhin ausfüllen zu können, inklusive einer Schilderung aller dortigen Sozialkontakte und der Gründe, weshalb ihm diese Tätigkeit sehr wichtig sei und – auf Nachfrage des Therapeuten – einer Beschreibung aller

Anforderungen, die er dort erfüllen müsste, wird der Therapeut das Anliegen dennoch in Stichpunkten notieren müssen. Im Bogen würde dann beispielsweise stehen:

„Weiterhin Kassenwart im Kegelverein bleiben;
- *ins Wirtshaus kommen (3 Stufen vor der Tür hinaufsteigen können);*
- *Sich konzentrieren können, um die Jahresabrechnung zu machen".*

Der Therapeut notiert also das, was er aus der Schilderung des Klienten heraushört, in positiver Form und als Tätigkeit. Zwar soll er die Anliegen möglichst mit den Worten des Klienten validieren. Welche Worte er jedoch aus einer längeren Erzählung herausgreift, entscheidet er danach, welche ihm besonders relevant bzw. aussagekräftig erscheinen. Die genaue Formulierung dieses Anliegens und der Teilziele könnte daher von Therapeut zu Therapeut etwas anders ausfallen.
Verschiedene Therapeuten könnten etwas genauer oder weniger detailliert nachhaken und damit zu einer anderen Anzahl von Teilzielen kommen.
Ein anderer Therapeut könnte bereits im Teilbereich ‚Mobilität' auf das Anliegen „Kegelverein" stoßen, wenn der Klient angibt, Treppen bewältigen zu müssen oder zu wollen. Dann würde er möglicherweise im Bereich ‚Mobilität' nur notieren ‚3 Treppen steigen können, um ins Wirtshaus zu kommen' und das zweite der oben gefundenen Teilziele in einen der anderen Bereiche, falls der Klient es überhaupt noch erwähnt. Dies müsste nicht automatisch der Bereich ‚Bezahlte/unbezahlte Arbeit' sein. Genauso könnte er es unter ‚Regelung persönlicher Angelegenheiten', ‚Spiel/Schule', ‚Ruhige Erholung', ‚Aktive Freizeit' oder ‚Soziales Leben' nennen.
Je nach prognostischer Einschätzung des Therapeuten, ob der Klient es schaffen wird, nach dem Klinikaufenthalt Treppen zu steigen, könnte er das Gespräch etwas anders steuern.
Antwortet der Klient auf die Frage, was er können müsste, um ins Wirtshaus zu kommen, mit ‚Treppen steigen', würde der Therapeut es aufschreiben wie oben dargestellt, wenn er davon ausgeht, dass dieses Anliegen sofort oder bald beübt werden kann.
Vermutet er dagegen, dass der Klient auch nach dem Klinikaufenthalt sicher noch lange auf den Rollstuhl angewiesen sein wird und an Treppensteigen zum Zeitpunkt des Gesprächs noch nicht einmal zu denken ist, würde er weiterfragen, z.B. „Gäbe es eine andere Möglichkeit ins Wirtshaus zu kommen, außer über die Treppe? Einen Weg, wie Sie das zur Not auch mit Rollstuhl schaffen würden?" Verneint der Klient, müsste der Therapeut konkreter werden. Er kann beschreiben, dass

es Rampen gibt, mit deren Hilfe Treppen auch für Rollstuhlfahrer zu bewältigen sind und den Klienten fragen, ob dies ein mögliches Ziel für ihn wäre, i.R. der Ergotherapie den Umgang mit einer solchen Rampe auszuprobieren.

Die Idee für dieses Teilziel kommt vom Therapeuten.
Die Gesprächsführung ist in diesem Moment suggestiv.

Ein anderer Therapeut würde vielleicht nicht sofort auf die Idee mit einer Rampe kommen, sondern abklären, wie flach die drei Stufen sind und herauszufinden suchen, ob die Vereinskollegen aus Sicht des Betreffenden bereit sein könnten, ihm mit Rollstuhl die Stufen hinauf zu helfen. Das Anliegen könnte dann lauten ‚Abklären, ob die Kegelbrüder mir helfen, mit dem Rollstuhl ins Wirtshaus zu kommen'. Da der Klient dies i.d.R. innerhalb eines Telefongesprächs abklären kann, wobei sich ohnehin erst nach dem Klinikaufenthalt zeigen wird, ob es klappt, würde der Therapeut das Anliegen in diesem Fall möglicherweise nicht mehr in den Teilbereich der Betätigungs-Performanz schreiben, in dem es angesprochen wurde, sondern es eher auf der Rückseite des Bogens notieren.

Dort werden auch Wünsche des Klienten festgehalten, die nicht dem Behandlungsauftrag einer Institution entsprechen, wie z.B. ‚Größere Wohnung', ‚Mehr Geld verdienen' etc. Auch hier könnte es unterschiedliche Auffassungen einzelner Therapeuten geben.

Lautet das Anliegen etwa „Wieder Zigaretten drehen können", könnten einige es nicht als Ziel akzeptieren mit der Begründung, es entspräche nicht ihrem Behandlungsauftrag. Andere würden es vielleicht gelten lassen, entweder da sie überzeugt sind, dass dies eine Entscheidung des Klienten und rein „technisch" gesehen das Beüben des Zigarettendrehens in einer Klinik durchaus möglich sei. Oder sie könnten ihr „Pro" damit begründen, dass die Tätigkeit Ziel und Inhalt eines Feinmotoriktrainings sein könnte, zu dem der Klient intrinsisch motiviert sein wird und das demzufolge möglicherweise ein besseres Outcome erwarten lässt als Therapiematerial wie Steckspiele, das von Erwachsenen oft als „Kinderkram" beurteilt wird.

Welche Anliegen oder Ziele des Klienten ein Therapeut letztlich akzeptiert, könnte also auch davon beeinflusst sein, welche er mit seinem Gewissen vereinbaren kann.

Eine Rolle spielen könnte weiterhin, inwieweit seine Haltung „klientenzentriert“ ist. Einige würden Entscheidungen des Klienten möglicherweise eher akzeptieren. Manche könnten ihm mehr Selbsthilfepotenzial zuschreiben und damit Ziele gelten lassen, die andere ablehnen würden. Auch könnten manche mehr Kreativität entwickeln, um Ziele des Klienten umzusetzen, die andere im jeweiligen Setting für nicht realisierbar halten.
Beteiligt sein könnten zudem die bisherigen Erfahrungen in COPM-Interviews, etwa bezogen auf die Frage, welche Belange später noch beurteilbar sein werden.
Insbesondere Menschen mit neuropsychologischen Beeinträchtigungen werden bei der zweiten Erhebung voraussichtlich weniger Schwierigkeiten haben, wenn sie die Anliegen bei der ersten etwas konkreter gefasst haben. Ob und inwieweit Ziele konkretisiert werden sollten, erscheint also stets abhängig vom Einzelfall. Aus diesem Grund soll noch ein letztes Beispiel angeführt werden.

Hat jemand zwei Wochen nach einem Schlaganfall Ansatzfunktionen in allen Gelenken der oberen Extremität, distal sehr gute Funktionen, so dass er die betroffene Hand bereits einsetzen kann, um Reißverschlüsse zu öffnen, und einen Haltungshintergrund, den der Therapeut als gut beurteilt, wird dieser möglicherweise ein Ziel wie „diese Hand einsetzen zu können, um wieder Schreibmaschine zu schreiben“, akzeptieren, wenn die zu erwartende Aufenthaltsdauer ca. vier Wochen beträgt. Er könnte in diesem Fall davon ausgehen, dass innerhalb dieses Zeitraums Fortschritte zu erwarten sind, die es ermöglichen werden, diese Tätigkeit tatsächlich zu beüben. Zumindest könnte sie zum Zeitpunkt der ersten und der zweiten Erhebung des COPM ausprobiert werden.

Wenn ein anderer zwölf Wochen nach dem Ereignis noch keine Funktionen in der betroffenen oberen Extremität zeigt, die Hand ödematös und die Schulter schmerzhaft ist, würde der Therapeut bei der gleichen zu erwartenden Aufenthaltsdauer den Klienten möglicherweise bitten, Teilziele hin auf die gewünschte Tätigkeit zu formulieren, da er der Ansicht ist, dass dieser innerhalb der nächsten vier Wochen mit der betroffenen Hand wahrscheinlich nicht Schreibmaschine schreiben wird.

Der Therapeut respektiert den Wunsch und die Entscheidung des Klienten. Er sollte keine Einschätzung darüber abgeben, ob dieser aus seiner Sicht jemals wieder mit der betroffenen Hand Schreibmaschine schreiben wird. Er kann ihm aber mitteilen, dass er es für schwierig hält, während des Klinikaufenthalts dieses Ziel direkt zu beüben und ihn bitten zu überlegen, welche Schritte als erste nötig wären und momentan in der Therapie angegangen werden könnten, um es irgendwann erreichen zu können.

6.3.2 Überlegungen zur Abgrenzung von Performanz-Komponenten

Wie bereits ausführlicher angesprochen wurde (vgl. 4.3.3), stellte sich für Therapeuten im Interview oft die Frage, welche Anliegen des Klienten Performanz-Komponenten seien. Von vielen wurde vermutet, dass dazu auch Belange, welche keine Betätigung i.e.S. seien, wie z.B. Aktivitäten oder Aufgaben, gehören müssten. In der praktischen Arbeit war der Eindruck entstanden, dass diese Ebene im CMOP fehle, da es scheinbar nur die Bereiche Betätigung und Performanz-Komponenten abbildet (vgl. CAOT, 1997, S. 32).

Dieser Schluss scheint nicht ganz richtig. Die Autoren des COPM bezeichnen die drei Bereiche ‚Selbstversorgung, Produktivität und Freizeit' außer im Modell selbst stets als **Bereiche der Betätigungs-Performanz (occupational performance areas)**. In diesem Fall ist vorstellbar, dass ihnen auch Aktivitäten oder Aufgaben zuzuordnen wären. Sie könnten ebenso wie Betätigungen ins COPM aufgenommen werden, da sie dazu beitragen könnten, Betätigungs-Performanz zu verändern. Dafür spricht, dass Law et al. (1999, S. 167) die ein bis fünf Ziele an einer Stelle als die „wichtigsten **Elemente der Occupational Performance**" (Hervorhebung durch Verf.) bezeichnen und als Beispiele u.a. Aktivitäten wie „Flüssigkeiten ausgießen" und „Transfer in die Badewanne" anführen. An anderer Stelle bringen sie als Beispiel für ein wichtigstes OPI „Sitting Position" (1990, S. 85), was ebenso wenig eine Betätigung im oben dargestellten Sinn zu sein scheint. Auch betonen sie, dass „(...) Occupational Performance per Definition individuell festgelegt (...)" sei (CAOT, 1998b, S. 14).

Insgesamt lässt sich daraus schließen, dass unabhängig von der Intention auch Aktivitäten und Aufgaben nach der Definition von Law et al. als Belange und Ziele des Klienten aufgenommen werden können und nicht per se Performanz-Komponenten sind.

In Bezug auf diese Definition ist zu berücksichtigen, dass eine Klassifizierung von Tätigkeiten in Kategorien wie Aktivität, Aufgabe oder Betätigung nur vor dem individuellen Kontext und aus subjektiver Sicht des Klienten möglich erscheint, auch wenn wie dargestellt (in Enabling Occupation; CAOT, 1997; vgl. 4.3.3) versucht wird, die Termini Betätigung, Aufgabe und Aktivität unter Verwendung von Beispielen „objektiv" zu umschreiben. Zwar wird so die Beziehung von Betätigung, Aufgabe und Aktivität zueinander deutlich, allerdings könnte die Tätigkeit ‚Bericht schreiben' ebenso wie ‚Zeichnen' – je nach individuellem Kontext – u.E. genauso eine Betätigung oder Aufgabe sein.

Beispielsweise wäre Zeichnen eine Betätigung, wenn es als Hobby ausgeführt wird. Benötigt ein Mensch diese Tätigkeit, um seinen Beruf als Künstler wieder ausüben zu können (Betätigung), wäre „Zeichnen" eine Aufgabe i.R. dieser Betätigung. Und stellt man sich vor, dass ein Mensch, um wieder als Architekt arbeiten zu können (Betätigung), Pläne erstellen muss (Aufgabe), wäre „Zeichnen" lediglich eine Aktivität i.R. dieser Aufgabe.

Lässt man Aktivitäten als Performanz-Belange und Ziele im COPM gelten, erscheint wichtig, dass bei der Formulierung der Sinn, den sie für den Einzelnen haben, enthalten ist, da dieser ansonsten den Bezug zu „seinen" Belangen verlieren könnte und damit auch die Beurteilung bei der zweiten Erhebung problematisch würde. Von daher könnte man als Performanz-Komponenten diejenigen Anliegen bezeichnen, die der Betreffende nicht wenigstens in Bezug zu einer zielgerichteten, für ihn sinnvollen und wichtigen Tätigkeit bringen und so konkretisieren kann, dass sie bei der zweiten Erhebung noch beurteilbar sein werden. Beispiele wären: Arm im Alltag einsetzen können, Sich konzentrieren können, Merken, Stehen, Orientiert sein, Feinmotorik etc.

Wie bei den Begriffen Betätigung, Aufgabe und Aktivität wäre davon auszugehen, dass nur im Einzelfall entschieden werden kann, ob es sich um eine Performanz-Komponente handelt.

Wenn zwei Personen dasselbe Anliegen nennen, z.B. ‚Mir Dinge besser merken können', handelt es sich um ein Performanz-Anliegen, wenn der Betreffende es konkretisieren kann, also z.B. zur Formulierung ‚Mir die Telefonnummern meiner Freunde merken können'. Ist er dazu nicht in der Lage, wird dasselbe Anliegen als Performanz-Komponente bezeichnet.

Kann jemand nur angeben, dass er wieder besser spüren möchte, gilt dies als Performanz-Komponente. Sagt ein anderer, er möchte wieder besser spüren können, um sich am ganzen Körper gut eincremen zu können, kann diese Formulierung einem der Teilbereiche der Betätigungs-Performanz zugeordnet und dort aufgeschrieben werden, da sie eine zielgerichtete Tätigkeit enthält.

Als Performanz-Komponenten gelten weiterhin alle Aussagen, die einen Zustand beschreiben, ohne sich auf eine Tätigkeit zu beziehen, z.B. „Mir fehlt die Beweglichkeit in den Beinen", „Der Arm hat keine Kraft", „Die Hand ist immer so fest", „Schmerzen" etc.

Beim Einsatz des COPM zur Zielfindung und Outcome-Messung hat es sich in vielen Fällen als sinnvoll erwiesen, die wichtigste bzw. wichtigsten Performanz-Komponenten, welche aus Sicht des Klienten die Ausführung einer Tätigkeit beeinträchtigen, in Klammern hinter diese zu übernehmen, um das Anliegen genauer fassen zu können (vgl. 8.4, Fragen 1 und 2a).
Nennt der Klient zuerst keine Tätigkeit, sondern eine Performanz-Komponente, und kann er sie nicht in Bezug zu einer für ihn sinnvollen, zielgerichteten Tätigkeit setzen und/oder konkretisieren, wird sie auf der Rückseite des Bogens bzw. im „COPM-Version NKM" (vgl. 6.2.2; Abb. 10) im Feld „Komponenten" notiert.

6.4 Zusammenfassung und Überlegungen zur Integration dieser Aspekte in einen Praxisleitfaden

Es wurde aufgezeigt, welche Auswirkungen eine begrenztere Intention zum Einsatz des COPM, bei der bereits im Interview das angestrebte Outcome vereinbart wird, in der praktischen Arbeit haben könnte. Diese Auswirkungen betreffen mögliche Modifikationen der verwendeten Terminologie, des OPP und auch des COPM-Bogens.
Ein Praxisleitfaden sollte daher die Intention zum Einsatz des COPM definieren.
Bei den Adaptationen von COPM-Bogen und Bewertungsskala sind häufige Schwierigkeiten von Klienten berücksichtigt wie z.B., dass sie durch klein gedruckte Anleitungen für Therapeuten häufig vom Thema abgelenkt wurden (vgl. 4.1.2).

Da der Zeitpunkt der Anwendung des COPM im ergotherapeutischen Prozess im beschriebenen Setting nicht unwesentlich von Eigenschaften der Klienten bestimmt wird, wie z.B. dem Stand der Krankheitsverarbeitung oder neuropsychologischen Beeinträchtigungen, erscheint es sinnvoll, im Leitfaden selbst statt einer Beschreibung des Prozesses Kriterien an die Hand zu geben, die auch solche Faktoren berücksichtigen. Dies würde Therapeuten die Einschätzung erleichtern, welches im Einzelfall der geeignete Moment zum Einsatz des COPM sein könnte. Der Intention entsprechend sollten diese Kriterien so konzipiert sein, dass das COPM erst angewandt wird, wenn der Therapeut bereits in etwa prognostische Aussagen treffen kann, inwieweit die Ziele des Klienten realisierbar wären.

Bei der begrenzteren Intention fazilitiert der Therapeut den Klienten bereits im Interview dahin, seine Anliegen konkreter oder näher zu fassen oder nach Möglichkeit eine für ihn sinn- und bedeutungsvolle Tätigkeit in die Formulierung einzubeziehen. So wird es möglich, dass aus den in den Teilbereichen der Betätigungs-Performanz festgehaltenen Anliegen Therapieziele ausgewählt werden, die bei der zweiten Erhebung voraussichtlich noch beurteilbar sind.

Der Klient soll hier bereits während des Interviews beginnen, seine Performanz-Belange auf relevante Performanz-Komponenten und Umweltbedingungen zu analysieren, die aus seiner Sicht die Ausführung von Tätigkeiten beeinträchtigen. Dazu muss der Therapeut ihm Fragen stellen, die nach Möglichkeit als offene W-Fragen formuliert sein sollten. In manchen Fällen erscheint dies nicht möglich. Da der Klient Experte für sein Betätigungsverhalten und seine Umwelt ist, der Therapeut dagegen oft mehr Fachinformationen in Bezug auf Hilfsmittel oder andere Faktoren besitzt, die dazu beitragen könnten, Betätigung zu ermöglichen, muss er ab und zu Themen einbringen, die der Klient von sich aus nicht angesprochen hätte. Dies erscheint als mögliche Begründung, weshalb bei einer begrenzteren Intention die Aussagen, wie sie letztlich im Bogen notiert sind, vom Therapeuten beeinflusst sein könnten. Hier erscheint es legitim und notwendig, dass der Therapeut seine Erfahrungen und prognostischen Einschätzungen in die Therapieplanung einbringt.

Wichtig erscheint, dass er seine jeweiligen Entscheidungen im Einzelfall begründen kann und sich der Gefahr bewusst ist, dass er die Aussagen des Klienten dadurch verändern könnte. Durch das Vorgeben von Beispielen, die möglicherweise nicht mehr den Sinn und die Bedeutung, die die ursprünglich vom Klienten benannte Tätigkeit für ihn hatte, beinhalten, könnten motivierende Effekte des COPM verloren gehen und die Aussagen i.S. der subjektiven Einstellung des Therapeuten verzerrt werden. Deshalb sollte ein Praxisleitfaden Entscheidungskriterien anbieten, die als Hilfestellung für Therapeuten dienen könnten, wann sie solche Fragen stellen.

Da den beschriebenen Überlegungen zufolge stets im Einzelfall entschieden werden muss, welche Anliegen anders gefasst werden sollten, damit sie mit der zugrunde liegenden Intention kongruent und bei der zweiten Erhebung noch zu beurteilen sein werden, wird es nicht möglich sein, eine „objektive" Einteilung vorzugeben, welche Performanz-Belange anders formuliert werden sollten.
Auch die Abgrenzung von Performanz-Komponenten erscheint nur unter Berücksichtigung des individuellen Kontextes realisierbar.

Von daher könnten die dargestellten Überlegungen in Fragen umgesetzt werden, die Therapeuten bei diesbezüglichen Entscheidungen unterstützen.

Für einen Praxisleitfaden zum Einsatz des COPM für die Zielfindung und Outcome-Messung für die Ergotherapie bieten sich Fragen an wie z.B.:

- *Ist das Ziel von der Ergotherapie zu realisieren oder von anderen Fachbereichen?*
- *Ist das Ziel innerhalb des institutionellen Rahmens zu beüben oder sollte der Klient Teilziele finden?*
- *Ist das Ziel bereits positiv, d.h. als angestrebtes Outcome formuliert?*
- *Beinhaltet das Anliegen bereits einen Sinnbezug oder handelt es sich um eine Performanz-Komponente?*
- *Ist das Ziel bereits konkret genug formuliert?*
- *Wurde die Tätigkeit bereits einmal ausprobiert?*

So könnte der Therapeut im Einzelfall begründete und nachvollziehbare Entscheidungen treffen, weshalb er dem Klienten welche Fragen stellt.

7 Gegenüberstellung der Intentionen „Sammeln aller Betätigungs-Performanz-Belange und Messung von Veränderungen der Betätigungs-Performanz“ und „Zielfindung und Outcome-Messung“

7.1 Beispiel für die Ergebnisse der ersten Erhebung des Interviews bei unterschiedlichen Intentionen zum Einsatz des COPM

Abbildung 12 zeigt ein fiktives Beispiel für das Aussehen eines ausgefüllten COPM-Bogens nach der ersten Erhebung beim gleichen Klienten, Herrn X.

In der linken Spalte ist dargestellt, wie der Bogen aussehen könnte, wenn der Therapeut die Anliegen, die der Klient nennt, „uneingeschränkt akzeptieren“, d.h. das COPM zum Sammeln aller Betätigungs-Performanz-Belange und Messung von Betätigungs-Performanz einsetzen würde. Er wäre in diesem Fall nicht an der Formulierung der Belange beteiligt, sondern würde sie nur validieren (vgl. 8.3) und aufschreiben. Lediglich das Anliegen „Hand soll wieder besser werden“ würde er auf der Rückseite des Bogens notieren, da es eine Performanz-Komponente ist. Zur Bewertung nach Wichtigkeit fordert er mit der Frage auf, „Ich möchte Sie nun bitten, für jeden Punkt, den Sie genannt haben, zu überlegen, wie wichtig er für Sie ist, d.h. welche Bedeutung er für Ihr Leben hat.“ Der Klient wählt die aus seiner Sicht momentan im Vordergrund stehenden fünf Betätigungs-Performanz-Anliegen aus und beurteilt sie nach Performanz und Zufriedenheit. Die OPIs sind z.T. negativ oder als Zustandsbeschreibung formuliert.

Rechts stehen die Anliegen so, wie der Klient sie nach entsprechenden Rückfragen durch den Therapeuten konkretisiert haben könnte, wenn Letzterer das COPM zur Zielfindung und Outcome-Messung für die Ergotherapie einsetzen möchte. Der COPM-Bogen ist für diese Intention adaptiert. Belange, die nicht primär das Aufgabengebiet der Ergotherapie betreffen (Essen und Trinken, das infolge einer Schluckstörung nicht möglich ist sowie Fahrradfahren, was in der Klinik regulär von der Physiotherapie trainiert wird), notiert der Therapeut ins Feld „Ziele in anderen Abteilungen". Er versieht sie mit der Nummer des Teilbereichs, in dem der Klient sie ursprünglich genannt hatte, um dennoch den Überblick zu behalten, welcher Bereich für den Klienten im Vordergrund steht. Das Anliegen „Hand soll wieder besser werden" übernimmt er ins Feld „Komponenten". Die Aufforderung zur Priorisierung erfolgt mit den Worten „Ich möchte Sie nun bitten, für jeden Punkt, den Sie genannt haben, zu überlegen, wie wichtig es für Sie ist, dass Sie diese Tätigkeit wieder können, d.h. dass wir in der Therapie daran arbeiten bzw. eine Lösung dafür finden." Anschließend wird Herr X gebeten, aus seinen Belangen Ziele für die Ergotherapie auszuwählen, die er glaubt, in den nächsten drei bis vier Wochen erreichen zu können. Daraus resultieren andere Ziele und z.T. auch andere Bewertungen als bei der Frage nach den für ihn momentan im Vordergrund stehenden wichtigsten Betätigungs-Performanz-Belangen.

Bei dieser Intention ist vorstellbar, dass ein anderer Therapeut der Auffassung wäre, dass Belange wie Gehen und Treppe steigen (um ins Konzert zu gehen oder ins Flugzeug einzusteigen) nicht ins Aufgabengebiet der Ergotherapie fallen bzw. besser in der Physiotherapie beübt werden könnten. Dann würde er sie ebenfalls ins Feld „Ziele in anderen Abteilungen" schreiben. Die Anzahl und Art der in den neun Teilbereichen der Betätigungs-Performanz notierten Belange sowie Ziele für die Ergotherapie und die durchschnittlichen Bewertungen könnten anders ausfallen.

	Von Herrn X zunächst genannte Betätigungs-Performanz-Belange im COPM-Interview			Nach Beantwortung der Frage, ob sie ins Aufgabengebiet der ET fallen, soll er sie konkretisieren (vgl. 8.4). Letztendlich stehen sie folgendermaßen im modifizierten COPM-Bogen		
Bereich	**Betätigungs-Performanz-Belange**		**Wichtigkeit**	**Performanz-Belange**		**Wichtigkeit**
Eigene körperliche Versorgung	Essen Trinken Brauche Hilfe auf Toilette		10 10 7	Auf Toilette gehen ohne Hilfe → Hose hochziehen im Stehen → Reißverschluss schließen (beide Hände nötig)		7 9 7
Mobilität	Kann nicht Gehen Stehen geht nur kurz mit Festhalten		10 10	Gehen vom Bett zur Toilette Frei stehen, um sich die Hose hochziehen zu können		10 10
Regelung persönl. Angelegen.	Transport Finanzen momentan von Frau geregelt		3 2	Transport (Weg in die Arbeit mit öffentlichen Verkehrsmitteln) Finanzen selbst regeln (Homebanking → PC-Maus bedienen)		3 8
Bezahlte/ unbezahlte Arbeit	Wieder arbeiten		8	Am PC tippen mit beiden Händen, um wieder arbeiten zu können Ordner in den Schrank stellen können, um wieder arbeiten zu können		10 5
Haushaltsführung						
Spiel/ Schule						
Ruhige Erholung	Ins Konzert gehen		5	Ins Konzert gehen (kleine Treppen bewältigen, notfalls mit Hilfe der Frau)		5
Aktive Freizeit	Fallschirmspringen Radtouren		10 10	Fallschirm-Ausrüstung anlegen können mit beiden Händen Ins Flugzeug einsteigen können zum Fallschirmspringen		10 10
Soziales Leben						
Nr.	**Wichtigste Bet.-Perf.-Belange:**	**Perf.**	**Zufr.**	**Ziele in der Ergotherapie:**	**Perf.**	**Zufr.**
1	Essen und Trinken	1	1	Fallschirmausrüstung anlegen können mit beiden Händen	1	1
2	Fallschirmspringen	1	1	Ins Flugzeug einsteigen können	2	1
3	Radtouren	1	1	Gehen vom Bett zur Toilette	4	2
4	Stehen	4	4	Frei stehen, um sich die Hose hochziehen zu können	2	1
5	Gehen	3	2			
Gesamtwert:		**2**	**1,8**		**2,25**	**1,25**

Rückseite des Bogens:	**Komponenten:**
Hand soll wieder besser werden	Hand soll wieder besser werden
	Ziele in anderen Abteilungen:
	Essen und Trinken (Schlucken) (1) Radtouren (8)

Abb. 12: Ursprünglich von Herrn X genannte Anliegen und Benennung seiner wichtigsten OPIs (links) im Vergleich zu seinen Anliegen, wie er sie nach Rückfragen des Therapeuten konkretisiert hat (rechts). Belange, die aus Sicht des Ergotherapeuten nicht in sein Aufgabengebiet fallen, wurden unter „Ziele in anderen Abteilungen“ vermerkt

Abbildung 13 verdeutlicht anhand der ursprünglich genannten Anliegen „Essen und Trinken", „Fallschirmspringen" und „Radtouren" schematisch die Unterteilung der Belange von Herrn X in Ziele im Rahmen der Ergotherapie (hellgrauer Bereich) und solche für andere Fachbereiche (dunkelgrauer Bereich).

‚Essen und Trinken' sowie ‚Radtouren' wurden vom Ergotherapeuten den Zielen für KollegInnen anderer Abteilungen zugeordnet. ‚Fallschirmspringen' ist nach Ansicht des Therapeuten ein Fernziel, das i.R. der Therapie noch nicht direkt beübt werden kann. Er hat daher den Klienten gebeten, Teilziele zu formulieren.
‚Ins Flugzeug steigen' und ‚Fallschirmausrüstung anlegen' können im Rahmen der Ergotherapie beübt oder zumindest simuliert werden. Gleichzeitig stehen sie in Bezug zu der vom Klienten ursprünglich gewünschten sinn- und bedeutungsvollen Betätigung.

7.2 Diskussion

Die Trennung der beiden Intentionen zum Einsatz des COPM erscheint nicht immer vollständig realisierbar.

So könnte beispielsweise auch die Aufforderung zur Priorisierung beim Einsatz des COPM zur Zielfindung und Outcome-Messung zweideutig sein. Soll der Klient nun beurteilen, wie wichtig es für ihn ist, eine Tätigkeit wieder ausführen zu können oder in der Ergotherapie an der Verbesserung dieser Tätigkeit zu arbeiten?

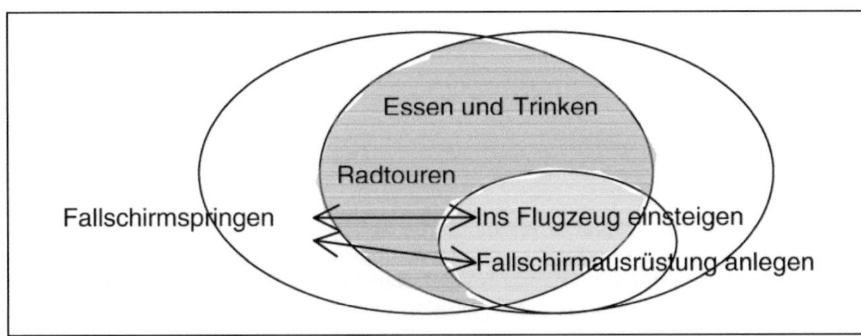

Abb. 13: Erfassung von Zielen für Kollglnnen anderer Abteilungen und Formulierung von Teilzielen in Bezug zu einer vom Klienten gewünschten Betätigung am Beispiel von Herrn X

Aus den in 6.3.1 dargestellten Überlegungen wird ersichtlich, dass auch beim Einsatz des COPM zum Sammeln aller Betätigungs-Performanz-Belange der Therapeut Entscheidungen treffen muss. Es wurde gezeigt, dass der Klient i.d.R. nicht in Stichpunkten antwortet, sondern der Therapeut aus dessen Erzählungen die wesentlichen Aspekte erfassen und notieren muss. Der Therapeut wird auch bei dieser Intention beurteilen müssen, welche Anliegen Performanz-Komponenten sind. Je nach seiner individuellen Interpretation dieses abstrakten Begriffes wird er andere Anliegen in die Teilbereiche der Betätigungs-Performanz oder aber auf die Rückseite notieren.

Prognostische Einschätzungen, Ideen des Therapeuten, woran innerhalb der Therapie gearbeitet werden könnte oder Erfahrungswerte, wie nah, fern oder konkret die OPIs formuliert sein sollten, dürften dagegen keine Rolle spielen, wenn es darum geht, die subjektive Wahrnehmung uneingeschränkt zu akzeptieren. Auch negativ oder nicht als Tätigkeit formulierte Anliegen sollten aufgeschrieben werden, je nachdem, welche Anliegen der Klient benennt.

Deshalb erschiene eine Trennung der Intentionen dennoch hilfreich. Auf diese Weise wird vorstellbar, dass die Objektivität des COPM in Bezug auf die genannten Anliegen beim Einsatz des COPM zum Sammeln aller OPIs und Messung von Veränderungen der Betätigungs-Performanz auf jeden Fall gewährleistet sein sollte. Wählt man eine begrenztere Intention, wird der Therapeut u.a. prognostische Einschätzungen und möglicherweise eigene Ideen einbringen müssen, um bereits im Interview mit dem Klienten besprechen zu können, welche Ziele dem jeweiligen Verwendungszweck und dem institutionellen Setting entsprechend in der Therapie angegangen werden könnten.

Während im ersten Fall eine Überprüfung der Interrater-Reliabilität prinzipiell möglich sein müsste, da der Therapeut den Klienten nicht näher kennen muss, um dessen Anliegen lediglich zu sammeln, wäre sie bei einer begrenzteren Intention methodisch schwieriger. Hier müsste der Therapeut den Klienten bereits kennen, um einschätzen zu können, an welchen Zielen er mit diesem zusammenarbeiten könnte.
Wollte man die Interrater-Reliabilität untersuchen, wären allerdings weitere Probleme vorstellbar. So erscheint es nahe liegend, dass das erste Interview für den Klienten bereits eine Intervention bedeutet. Im Zeitverlauf bis zum Interview mit dem zweiten Therapeuten könnte er seine Anliegen nochmals überdenken und dann möglicherweise

differenzierter berichten oder andere Prioritäten setzen. Auch könnten ihm weitere Anliegen einfallen, die er beim ersten Therapeuten nicht erwähnt hatte.

In Bezug auf solche Effekte scheinen noch kaum Untersuchungen vorzuliegen. Bei der Überprüfung der Retest-Reliabilität durch Sanford et al. (1994) sowie Law und Stewart (1996; beide zit. nach CAOT, 1998b, S. 24) handelt es sich um einen Kongressvortrag sowie ein unveröffentlichtes Manuskript, die der Autorin nicht zugänglich waren. Bosch (1995) (nach ein bis zwei Wochen) sowie Sewell und Singh (2001) (nach sieben Tagen) erhoben lediglich die Werte von Performanz und Zufriedenheit in Bezug auf die wichtigsten OPIs ein zweites Mal. Daraus geht also nicht hervor, ob sich die Anliegen selbst bei klinisch unverändertem Zustand bei einer Wiederholung des Interviews signifikant verändern würden. Erst wenn diesbezügliche Erkenntnisse vorliegen, könnte weiter darüber nachgedacht werden, ob eine Untersuchung der Interrater-Reliabilität sinnvoll erschiene.

Unabhängig von diesen Überlegungen und auch der Intention zum Einsatz des COPM wurde gezeigt, dass bereits die Unklarheiten in Bezug auf die praktische Durchführung des Interviews nahe legen, nach einem Interview-Leitfaden vorzugehen, der versucht größtmögliche Objektivität zu gewährleisten. Im Folgenden wird der Praxisleitfaden des NKM vorgestellt.

8 Praxisleitfaden des NKM

Unter Mitarbeit von Susanne Schmidt und Mascha Rehbein

8.1 Zielsetzung des COPM

Das COPM ist erstens eine Möglichkeit, das **Betätigungsverhalten** eines Menschen sowie Ressourcen und Barrieren in seiner **Umwelt** besser kennen zu lernen.

Zweitens dient es dazu, herauszufinden, welche **alltagsrelevanten Ziele** der Klient für die Ergotherapie hat. Diese sollen als konkrete **Tätigkeiten** und positiv formuliert sein. Ziele für andere Abteilungen, Performanz-Komponenten oder Umweltbedingungen werden separat vermerkt (vgl. 6.2.2). Die weitere **Therapieplanung** soll nach Möglichkeit auf den Zielen des Klienten aufbauen und gemeinsam erfolgen. Fast ebenso wichtig wie die Performanz-Belange, die der Klient nennt, erscheinen diejenigen, die er **NICHT** nennt, obwohl sie der Therapeut als problematisch einschätzt. In diesem Fall sollte Letzterer nach dem Interview abklären – möglichst unter Einbeziehung des sozialen Umfeldes – ob und warum sie tatsächlich nicht wichtig für ihn bzw. seine Bezugspersonen sind.

Drittens soll mit dem COPM das **Outcome der Ergotherapie aus Sicht des Patienten** erfasst werden, ein wichtiger Bestandteil ergotherapeutischer Ergebnisqualität.

8.2 Rahmenbedingungen zur Durchführung des Interviews

8.2.1 Wahl des Zeitpunkts

Die Wahl des Zeitpunkts zur Durchführung des COPM erfolgt durch den behandelnden Therapeuten. Für die erste Erhebung gilt:

Das COPM wird so früh durchgeführt wie möglich, so spät wie nötig.

Kriterien für diese Entscheidung:

1. *Der Klient sollte seine Schwierigkeiten und deren Auswirkung auf seinen Alltag weitgehend realisiert haben.*
2. *Der Klient sollte den Therapeuten bereits etwas kennen gelernt haben (Vertrauensverhältnis).*

3. *Der Therapeut sollte die alltagsrelevanten Probleme, die der Klient im Klinik-Setting hat, kennen.*
4. *Der Therapeut sollte Art und Ausmaß der sprachlichen und neuropsychologischen Beeinträchtigungen des Klienten kennen.*
5. *Der Therapeut sollte in etwa eine Prognose treffen können, welche Tätigkeiten der Klient in welchem Zeitraum erreichen könnte (s.u.).*

Der Therapeut sagt bereits in der Einleitung zum COPM, wann die zweite Erhebung in etwa stattfinden könnte, um es dem Klienten zu erleichtern, Ziele zu formulieren, von denen er glaubt, sie bis dahin erreichen zu können. Vor der Bewertung der Ziele wird nochmals besprochen, welcher zeitliche Rahmen beiden sinnvoll erscheint. Entgegen dem von Law et al. (CAOT, 1998d) vorgeschlagenen Vorgehen beeinflusst der Therapeut die Wahl des Zeitpunkts hier insgesamt stärker als der Klient. Dies hat sich beim Interview mit Klienten in einer akuten, für sie neuen Erkrankungssituation (vgl. 4.2) als der praktikabelste Weg erwiesen.

Häufig kann dieser Zeitpunkt ohnehin nur ungefähr eingehalten werden, etwa weil der Klient bereits vorher entlassen wird oder zum vereinbarten Zeitpunkt noch an den gleichen Zielen weiterarbeiten möchte und die zweite Erhebung daher verschoben wird.

Dennoch ist es sinnvoll, bereits von vornherein einen festen Termin zu vereinbaren, der nicht allzu weit entfernt liegen sollte. Dann besteht eine Gelegenheit zur Reflexion, ob die Ziele noch die gleichen sind oder ob sich die Therapie möglicherweise in eine andere Richtung entwickelt hat. Auch wenn sich die Inhalte – vom Therapeuten unbemerkt – verändern, etwa indem er nach Durchführung des COPM diesen „in die Ecke legt" und eine rein auf die Verbesserung von Performanz-Komponenten ausgerichtete Therapie beginnt, beschwert sich erfahrungsgemäß kaum jemand über den Richtungswechsel. Die meisten machen – wenn überhaupt – den Therapeuten erst bei der zweiten Erhebung „sanft" darauf aufmerksam („Eigentlich wollte ich ja ... wie Sie es damals auch aufgeschrieben haben, aber jetzt haben wir immer nur Bewegungen geübt ...").

In der Einleitung zum COPM erfolgt der Vorschlag zum Termin der zweiten Erhebung unter Berücksichtigung folgender Kriterien:

1. *Der Zeitraum sollte ein bis zwei Wochen nicht unterschreiten.*
2. *Er richtet sich auch nach der zu erwartenden Aufenthaltsdauer des Patienten.*

Nachdem der Klient seine Ziele benannt und bewertet hat, schlägt der Therapeut nochmals den ungefähren Termin vor. Hierbei kann er als drittes Kriterium einbeziehen:

3. *Wie schnell Veränderungen in Bezug auf die Ziele erreichbar erscheinen.*

8.2.2 Gestaltung des Setting

Wichtiges Kennzeichen eines klientenzentrierten Ansatzes ist eine partnerschaftliche Zusammenarbeit von Klient und Therapeut. Diese sind gleichwertige Interaktionspartner, die zueinander in einer horizontalen Beziehung (Kleber, 1983) stehen. Der Klient wird als Experte seiner Lebensumstände, Rollen, Bedürfnisse, Wünsche und damit seiner Performanz-Belange gesehen. Der Ergotherapeut gilt als Experte auf seinem Fachgebiet, Betätigung zu ermöglichen. Beide arbeiten gemeinsam auf ein Ziel hin: Die Tätigkeiten, die der Klient nach Inanspruchnahme der Dienstleistung Ergotherapie wieder können muss, soll oder möchte. Das COPM dient der Identifizierung, Priorisierung und Validierung der Performanz-Belange und der vom Klienten als Therapieziele gewünschten Tätigkeiten.
Aufgabe des Therapeuten ist es, den Klienten bei der Auseinandersetzung mit seiner aktuellen Situation und Formulierung seiner Performanz-Anliegen zu unterstützen sowie die Zielfindung zu fazilitieren. Die Absicht dahinter ist, ihn als gleichberechtigten Partner in die Therapie einzubeziehen und so seine Autonomie zu fördern.
Diese Haltung wird zu nicht unwesentlichen Teilen auch nonverbal vermittelt. Sie spiegelt sich bereits in der vom Therapeuten gewählten Sitzposition wider. So sollte sich dieser, wenn er die Performanz-Anliegen notiert, nicht unbedingt vom Klienten abwenden müssen. Der Klient sollte Einsicht in den Bogen haben, nachvollziehen und „kontrollieren" können, was der Therapeut aufschreibt, damit er jederzeit unterbrechen kann, wenn er mit einer gewählten Formulierung nicht einverstanden ist. Daher wird die in Abb. 14 dargestellte Sitzordnung als „Optimum" vorgeschlagen:
Der Therapeut sitzt schräg neben dem Patienten, etwa im Winkel von 70-80°, so dass beide gemeinsam in den Bogen schauen können, jedoch eine gewisse Distanz gewahrt bleibt und noch ausreichend Möglichkeit zum Blickkontakt gegeben ist. Schreibt der Therapeut mit der rechten Hand, sitzt er auf der rechten Seite des Patienten und umgekehrt, damit er mit der schreibenden Hand nicht den Bogen verdeckt.

Für die Wahl der Sitzposition in Bezug zum Patienten lassen sich folgende Kriterien festhalten:

1. *Der Klient hat optimale Einsicht in den Bogen, der Therapeut sollte sich zugleich beim Schreiben nicht „verrenken“ müssen;*
2. *Die Körperhaltung des Therapeuten sollte Offenheit (für die Belange des Klienten) ausdrücken, dem Klienten zugewandt sein;*
3. *Die Sitzposition sollte Blickkontakt ermöglichen;*
4. *Klient und Therapeut sollten neben- und miteinander arbeiten können.*

Beachtet man diese Kriterien, wird es nicht schwer fallen, die jeweils optimale Konstellation zur Durchführung des Interviews zu schaffen, auch wenn der Patient z.B. im Bett liegt o.Ä.

Um externe Faktoren, die das Antwortverhalten des Klienten beeinflussen können, konstant zu halten (vgl. 5.1.1), werden erste und zweite Erhebung nach Möglichkeit am gleichen Ort und ohne Anwesenheit anderer Personen ausgeführt.

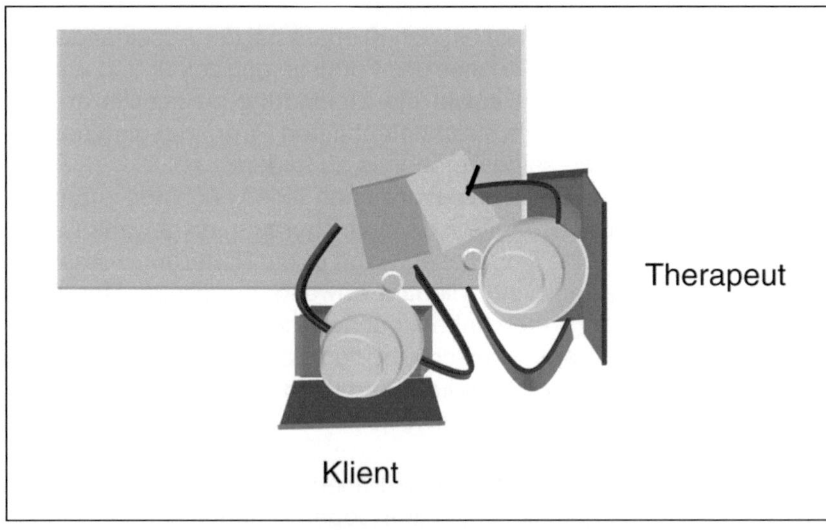

Abb. 14: Schematische Darstellung der optimalen Sitzposition im COPM-Interview

8.2.3 Weitere Rahmenbedingungen

Das Notieren der Performanz-Belange erfolgt durch den Therapeuten. Die Formulierung, Zuordnung zu den Bereichen und Bewertung ist Aufgabe des Klienten, der Therapeut unterstützt diesen Prozess durch die Gesprächsführung. Wir haben die Erfahrung gemacht, dass viele Klienten, sobald sie einen Stift in der Hand und den COPM-Bogen vor sich liegen haben, recht begeistert beginnen, diesen auszufüllen. Dabei bleibt allerdings das Gespräch leicht auf der Strecke. Der Therapeut gerät nicht selten in eine Rolle, in der er den Klienten daran hindern muss, zu vieles zu schnell aufzuschreiben. Da dies den Klienten irritieren könnte – soll er jetzt aufschreiben, was ihm wichtig ist, oder möchte sich der Therapeut lieber mit ihm unterhalten und nimmt den Bogen bzw. die Anliegen, die der Betreffende hineinschreibt, evtl. gar nicht so ernst – schreibt stets der Therapeut.

In der Durchführung des COPM ungeübte Therapeuten sollten als zeitlichen Rahmen für die erste Erhebung zunächst etwa 60 Minuten einplanen, damit das Interview „stressfrei" erfolgen kann. Für die zweite Erhebung genügen i.d.R. fünf Minuten, hinzu können fünf bis zehn Minuten für die Reflexion und eine Besprechung des weiteren Vorgehens kommen.
Geübte Therapeuten sind in der Lage, in etwa abzuschätzen, wie lange das Interview beim Einzelnen dauern wird und können entsprechend für die erste Erhebung eine Therapieeinheit von 20 bis 30 Minuten oder auch 45 Minuten auswählen.
Das COPM muss nicht in einer Therapieeinheit „durchgezogen" werden. Bemerkt man, dass die Zeit knapp wird, bricht man an einer geeigneten Stelle – z.B. nach der Priorisierung – ab, um in der nächsten Einheit dort wieder anzuknüpfen.

Erscheint es sinnvoll, dass der Klient sich bereits vor dem Interview Gedanken über seine Performanz-Anliegen macht, z.B. damit das COPM bei in ihrer Aufmerksamkeitsspanne reduzierten Menschen innerhalb einer Therapieeinheit zu schaffen ist, oder wenn er von selbst darum bittet, kann man ihm den COPM-Bogen bis zur nächsten Stunde mitgeben. Er wird jedoch darum gebeten, noch nichts einzutragen, sondern seine Gedanken falls nötig auf einem anderen Blatt zu notieren, damit das COPM dennoch gemeinsam und als mündliches Interview durchgeführt werden kann.

8.3 Ablauf des Interviews

Die Anweisungen des Praxisleitfadens sind als Richtlinien zu verstehen, an welche sich der einzelne Therapeut zugunsten der größtmöglichen Vergleichbarkeit der Gesprächsführung und damit auch der Ergebnisse halten sollte. Jedoch steht der Klient mit seinen Anliegen im Mittelpunkt des COPM. Sollte er mit dieser Vorgehensweise nicht zurecht kommen, wird sie unter Berücksichtigung der theoretischen Hintergründe möglichst sinnvoll für ihn adaptiert. Ebenso sollten die Ausführungen des Therapeuten, wie sie unten aufgeschrieben sind, nicht unbedingt auswendig gelernt und nicht abgelesen werden. Sie dienen vielmehr als Beispiele für eine u.E. optimale Formulierung, die alle wichtigen Elemente enthält, die an diesem Punkt erwähnt werden sollen. Der Klient soll nicht „abgefragt" werden, vielmehr soll sich unter Einhaltung der dargestellten Schritte ein möglichst normales und individuelles Gespräch entwickeln.

Die im Folgenden angeführten Beispiele sollen Hinweise zur optimalen Gesprächsführung des Therapeuten geben. Die Antworten des Klienten sind daher so knapp gehalten wie möglich. Üblicherweise redet dieser im Interview mehr als der Therapeut, er erzählt von seinem Betätigungsverhalten, seinen Performanz-Belangen, seinem sozialen Umfeld etc. Um die hier aufgeführten Stichpunkte herum entwickeln sich sehr individuelle Gesprächssituationen, in denen es Aufgabe des Therapeuten ist, aktiv zuzuhören, ohne zu werten und den Klienten dahingehend zu fazilitieren, dass er sein Betätigungsverhalten auf wichtige Performanz-Komponenten und Umweltbedingungen hin zu analysieren beginnt, die seine Betätigungs-Performanz beeinflussen und später als Lösungsansätze genutzt werden könnten. Er tut das unter Verwendung offener und neutral formulierter „W-Fragen", z.B. „Wie tun Sie das? Wann? Wozu? Was müssen/wollen Sie wieder können? Was müsste anders sein, damit Sie diese Tätigkeit wieder ausführen können?" etc.

1. Einleitung

In der Einleitung werden Sinn und Zweck des COPM erläutert. Je nachdem, welche Aspekte der Therapeut hier aufnimmt oder besonders betont, könnte er beim Klienten unterschiedliche Erwartungshaltungen (vgl. 5.1.2) erzeugen. Daher ist es wichtig, dass alle die Einleitung annähernd gleich formulieren. Zumindest sollte sie die in folgender „Muster-Einleitung" aufgeführten Aspekte enthalten.

„Ich würde gerne mit Ihnen einen Bogen ausfüllen, bei dem Sie überlegen sollen, wo in Ihrem Alltag momentan Schwierigkeiten auftreten bzw. Sie Probleme sehen. Dieser Bogen soll dazu dienen, dass wir herausfinden, welche Tätigkeiten und Aktivitäten Ihnen wichtig sind und woran wir zusammen in der Ergotherapie arbeiten können.
Stellen Sie sich nun bitte einmal Ihren individuellen Alltag vor und überlegen Sie, was Sie tun müssen, tun möchten und was von Ihnen erwartet wird.
Der Bogen hat drei Bereiche – Selbstversorgung, Produktivität und Freizeit – jeweils mit drei Unterpunkten. [Alle Unterpunkte kurz mit dem Klienten zusammen überfliegen, damit er eine grobe Vorstellung bekommt, welche Bereiche es gibt].
Jetzt schauen wir uns mal den Ersten zusammen an."

2. Identifizieren der Performanz-Belange
Der Therapeut liest der Reihe nach jeden Teilbereich mit allen aufgeführten Beispielen vor und fragt nach bestehenden Schwierigkeiten, z.B.:

„Der erste Punkt heißt ,Eigene körperliche Versorgung, z.B. Anziehen, Sich waschen, Baden/Duschen, Hygiene, Essen'. Haben Sie in diesem Bereich Probleme? Sie müssen sich nicht auf die Beispiele beschränken, die hier aufgeführt sind, sondern überlegen Sie, welche Tätigkeiten aus diesem Bereich Sie im Alltag benötigen.[1]*"*

Antwortet der Klient auf die Frage, ob er in diesem Bereich Probleme habe, mit „Ja", fragt der Therapeut nach, um welche Schwierigkeiten es sich handle. Er notiert die Anliegen, nachdem er sich jeweils vergewissert hat, sie richtig verstanden zu haben, indem er die Antworten paraphrasiert. Er validiert die Performanz-Belange.
Beantwortet der Klient die Frage, ob er in dem jeweiligen Bereich (z.B. ,Eigene körperliche Versorgung') Probleme habe, mit „Nein", und auch der Therapeut sieht in diesem Punkt keine Schwierigkeiten, geht er weiter zum nächsten:

„Der nächste Punkt heißt ,Mobilität, z.B. Transfer, Fortbewegung drinnen und draußen'. Haben Sie in diesem Bereich Probleme?" etc.

---

1 Der Hinweis, dass der Patient seine eigenen Belange formulieren soll, erfolgt i.d.R. nur beim ersten Punkt, damit diesbezüglich keine Unklarheiten auftreten.

Exkurs: Paraphrasieren

Unter Paraphrasieren versteht man das sinngemäße Wiederholen der Aussage des Klienten, verbunden mit der Nachfrage, ob man das Anliegen so richtig verstanden habe (Schlee, 1998). Gleichzeitig vermittelt der Therapeut dem Klienten damit, dass er aktiv zuhört und ihn mit dem, was er sagt, ernst nimmt. Er zeigt Wertschätzung für seinen Gesprächspartner.

Beispiele für **einfaches Paraphrasieren** (Schlee, 1998, S. 122 f.) wären:

- *Habe ich Sie so richtig verstanden, dass Sie [sich wieder anziehen können] wollen?*
- *Sie haben eben gesagt, dass Sie .... Habe ich Sie so richtig verstanden?*
- *Bei mir ist jetzt angekommen, dass Sie .... Ist das so richtig?*
- *Wenn ich gerade richtig zugehört habe, meinen Sie ..... Stimmt das, oder habe ich Sie falsch verstanden?*
- *Ich habe jetzt herausgehört, dass Sie .... Habe ich Sie da richtig verstanden, oder meinen Sie etwas anderes?*

Längere Aussagen des Klienten oder Gesprächsabschnitte kann man auch durch **gliederndes** oder **strukturierendes Paraphrasieren** (idem, S. 123) zusammenfassen und ihm so eine Analysemöglichkeit anbieten.
Aussagen können unter verschiedenen Aspekten strukturiert werden:

- *einerseits – andererseits; zum einen – zum anderen*
- *zuerst – und dann; erstens – zweitens – drittens;*
- *immer wenn – dann; nur wenn – dann*
- *wichtig ist für Sie v.a. – aber auch; im Vordergrund steht momentan für Sie – aber auch.*

Der Therapeut sollte versuchen, beim Paraphrasieren nach Möglichkeit die Worte des Klienten zu verwenden.

Beantwortet er eine solche Frage allerdings mit „Nein", während der Therapeut Schwierigkeiten sieht, muss er nachhaken:

> *„Habe ich Sie richtig verstanden, dass Sie hier im Alltag keine Probleme haben, z.B. in Bezug auf Transfer, Fortbewegung drinnen und draußen?"*

Gibt der Patient daraufhin nochmals an, keine Probleme zu sehen, lässt der Therapeut dies so stehen und geht weiter zum nächsten Punkt. Erst nach Abschluss des Interviews vermerkt er diese Inkongruenz auf der Rückseite des Bogens und analysiert mögliche Gründe (z.B. Beeinträchtigung der Awareness, Patient hat bereits seit längerem externe Hilfen wie etwa seine Frau, die ihn beim Anziehen unterstützt, das Anziehen stellt daher kein Problem für ihn dar, auch wenn er es nicht selbstständig kann).
Fallen dem Patienten nach Abschluss des Interviews weitere wichtige Anliegen ein, können diese bis maximal drei Tage später noch in den Bogen aufgenommen werden.

3. Bewertung der Wichtigkeit (Priorisierung)

Nach Erhebung der Performanz-Belange aus allen Bereichen geht man zum Beginn des Bogens zurück. Der Klient soll nun der Reihe nach jedes seiner Anliegen danach bewerten, wie wichtig es für ihn wäre, es wieder zu können und deshalb in der Therapie anzugehen. Die Bewertung erfolgt auf einer ordinalen Skala von eins (unwichtig) bis zehn (sehr wichtig) (vgl. Abb. 11).
Der Therapeut zeigt sie dem Patienten, erläutert sie und bittet ihn, seine Belange zu priorisieren. Dies kann sich etwa so anhören:

> *„Ich möchte Sie nun bitten, für jeden Punkt, den Sie genannt haben, zu überlegen, wie wichtig es für Sie ist, dass Sie diese Tätigkeit wieder können, d.h. dass wir in der Therapie daran arbeiten oder eine Lösung dafür finden. Wir gehen alle Punkte nacheinander durch, und Sie sollen jeweils mit einer Zahl zwischen eins und zehn sagen, wie wichtig eine Sache für Sie ist. Eins wäre auf dieser Skala unwichtig und zehn sehr wichtig. Sie können auch mehrmals die gleiche Zahl vergeben.[2] Wir beginnen mit dem ersten Punkt, den Sie genannt haben, [*beispielsweise*] Socken anziehen. Wie wichtig ist es für Sie, das wieder zu können – auf der Skala von eins bis zehn?"*

---

2 Die Anmerkung wurde aufgenommen, da manche Klienten denken, sie dürften jede Zahl nur einmal vergeben.

Der Therapeut sollte hier besonders auf sein nonverbales Verhalten achten (vgl. 5.1.3) und nur eingreifen, wenn er bezweifelt, dass Aufgabenstellung oder Skala verstanden wurden.

4. Festlegen der ein bis fünf Performanz-Belange, welche die Therapieziele darstellen sollen

Der Klient soll nun eines bis maximal fünf der bisher genannten Performanz-Anliegen auswählen, die für ihn momentan im Vordergrund stehen und die er mit Hilfe der Ergotherapie erreichen möchte. Eine mögliche Aufforderung lautet:

> *„Sie haben jetzt verschiedene Sachen genannt, die momentan für Sie schwierig sind in Ihrem Alltag, und Sie haben sich überlegt, wie wichtig Ihnen jede dieser Tätigkeiten ist. Jetzt sollen Sie davon ein bis fünf Punkte auswählen, an denen Sie in der Ergotherapie schwerpunktmäßig arbeiten wollen. Es sollten Ziele sein, die wir in den nächsten drei bis vier Wochen[3] erreichen können. Und es sollten Dinge sein, die sie schon einmal ausprobiert haben oder die wir hier in der Klinik ausprobieren können.“*

Nennt er ein Ziel, das dem Therapeuten zu fern erscheint bzw. in der Klinik nicht ausprobiert werden kann, wird versucht – wieder nonsuggestiv – ihn zum Nachdenken zu bringen, an welchem Teilschritt hin zu einem solchen Ziel bei uns gearbeitet werden könnte. Formuliert er ein solches Teilziel, soll er es entweder dem oben bereits genannten Anliegen zuordnen oder nochmals separat aufnehmen und bzgl. der Wichtigkeit beurteilen.

5. Bewertung von Performanz und Zufriedenheit

Nachdem alle Ziele formuliert sind, wird der Klient gebeten, der Reihe nach für jedes einzelne anhand der Skala zu bewerten, wie gut er diese Tätigkeit momentan ausführen kann (Performanz) und wie zufrieden er damit ist (Zufriedenheit). Beispiel:

> *„Als erstes Ziel haben Sie ‚Socken anziehen‘ genannt. Bitte beurteilen Sie, wie gut Sie das momentan können, auf der Skala von eins bis zehn. Eins wäre gar nicht, und zehn wäre sehr gut.“*

3 Den Zeitraum wählt der Therapeut entsprechend den in 8.2.1 genannten Kriterien.

Nachdem der Patient eine Zahl genannt hat, fragt der Therapeut:

> *„Und wie zufrieden sind Sie damit, wie Sie sich momentan die Socken anziehen können? Eins wäre wieder gar nicht zufrieden und zehn sehr zufrieden."*

Hat der Patient als Ziele Tätigkeiten genannt, die er noch nicht ausprobiert hat, was jedoch i.R. der Ergotherapie erfolgen kann, werden diese erst bewertet, nachdem sie ausprobiert wurden. Besser noch wird die Beurteilung aller Ziele bis dahin verschoben (vgl. 8.4; Frage 5).

Nach der Bewertung (falls sich dies nicht schon vorher ergeben hat) informiert der Therapeut den Klienten, dass er die als Ziele aufgeführten Tätigkeiten nach einem gewissen Zeitraum (vgl. 8.2.1) nochmals bewerten soll, um reflektieren zu können, was sich verändert hat.

6. Zweite Erhebung der Bewertung von Performanz und Zufriedenheit

Zum festgelegten Zeitpunkt beurteilt der Patient nochmals auf der Skala von eins bis zehn Performanz und Zufriedenheit bzgl. der genannten Ziele. Dazu werden die Bewertungen der ersten Erhebung abgedeckt (vgl. 5.1.4). Für jedes Ziel werden nacheinander Performanz und Zufriedenheit beurteilt. Der Therapeut leitet die zweite Erhebung etwa folgendermaßen ein:

T: *„Erinnern Sie sich noch an diesen Bogen? Vor [drei] Wochen haben Sie hier Ziele genannt für die Ergotherapie und beurteilt, wie gut Sie diese Tätigkeiten damals durchführen konnten und wie zufrieden Sie damit waren. Wir hatten ausgemacht, dass Sie das nach ca. [drei] Wochen nochmals tun würden, um zu sehen, ob sich etwas verändert hat in Bezug auf Ihre Ziele. Ich möchte Sie bitten, das heute zu tun. Ihre Bewertungen der ersten Erhebung habe ich erst einmal zugedeckt, damit Sie spontan antworten. Später schauen wir beide Bewertungen zusammen an und Sie vergleichen. Sind Sie damit einverstanden?"*

K: *„Ja."*

T: *„Ihr erstes Ziel, das Sie damals genannt haben, ist ‚Schuhe binden (Schnürsenkel fest halten mit links)'. Bitte beurteilen Sie, wie gut Sie das jetzt können auf der Skala hier von eins bis zehn. Eins wäre gar nicht gut und zehn wäre sehr gut."*

K: *Nennt eine Zahl (und begründet i.d.R. seine Aussage).*

T: *„Und wie zufrieden sind Sie jetzt damit, wie Sie sich die Schuhe binden können? Eins wäre gar nicht zufrieden und zehn wäre sehr zufrieden.“*

So werden der Reihe nach alle Ziele durchgegangen.
Anschließend werden die Zahlen der ersten Erhebung aufgedeckt, so dass der Klient reflektieren kann, ob und aus welchen Gründen die Differenzen für ihn realistisch erscheinen, wo noch Schwierigkeiten bestehen und um zusammen mit dem Therapeuten zu überlegen, ob er weiterhin Ergotherapie braucht, ob die Ziele gleich bleiben oder ob das COPM erneut durchgeführt werden soll.
Manchmal möchten Klienten, wenn sie die Bewertungen der ersten und zweiten Erhebung nebeneinander vor sich sehen, die der zweiten Erhebung für ein oder mehrere Items korrigieren. Dies betrifft erfahrungsgemäß v.a. die Performanz-Werte, weniger die für Zufriedenheit. Es ist zulässig, sollte jedoch der Vollständigkeit halber zusätzlich auf der Rückseite vermerkt werden.

8.4 Algorithmus zur Formulierung der Performanz-Belange und COPM-Ziele

Performanz-Belange und Ziele sollten so formuliert werden, dass sie das, was der Klient ursprünglich ausdrücken will, wenn er ein Anliegen benennt, wiedergeben. Andererseits sollte gewährleistet sein, dass die formulierten Belange mit unserer Intention, das COPM zur Zielfindung und Outcome-Messung für die ET zu verwenden, übereinstimmen. So sollten Ziele auch bei der zweiten Erhebung noch nach Performanz und Zufriedenheit beurteilbar sein (vgl. 4.3.2). Die Integration dieser Aspekte ist in der Praxis meist der schwierigste Teil im Interview. Aus diesem Grund wurde ein Algorithmus (Abb. 15) erarbeitet, der alle Punkte enthält, die unserer Erfahrung nach zur Formulierung von Performanz-Belangen und Zielen im COPM relevant sind.
Für die Formulierung der ein bis fünf Ziele ist die Beachtung all dieser Punkte ein „Muss“, da sie sonst nicht realisierbar oder messbar sein könnten. Für die vorhergehende Formulierung der Performanz-Belange können die Entscheidungsparameter als „Soll“ aufgefasst werden. Hält man sich bereits bei diesem Schritt an alle u.g. Kriterien, werden die anschließende Zielformulierung und später die Erstellung des Aktionsplans deutlich vereinfacht. Nachteilig ist dabei, dass sich so das Gespräch in für den Klienten zunächst unwesentlich erscheinende Details verlieren kann. Bei der Erläuterung des Entscheidungsbaumes wird jeweils dar-

auf eingegangen, welche Parameter bereits bei der Formulierung der Performanz-Belange sehr wichtig sind. Die dargestellte Reihenfolge der Fragen erscheint als die logischste, ist jedoch nicht zwingend.

Im Folgenden sind die Fragen und Schritte zu ihrer Beantwortung dargestellt. Die Sequenzen aus Interviews, die zur Verdeutlichung des Vorgehens angeführt werden, sind Beispiele für Problemsituationen im COPM, wo der Therapeut den Klienten z.T. recht direktiv lenkt, um eine sinnvolle Formulierung der Belange zu erreichen. Im Idealfall nennt der Klient bereits Belange bzw. Ziele, die man unverändert in den Bogen übernehmen kann, nachdem sie validiert sind. Das Interview gestaltet sich daher keineswegs immer so schwierig, wie es im folgenden Abschnitt erscheinen mag.

Zu Frage 1: **Kann das genannte Performanz-Anliegen durch ergotherapeutische Intervention verändert werden?**

und

Zu Frage 2a: **Ist das Anliegen von anderen Fachbereichen im Haus zu realisieren?**

Performanz-Anliegen, die nicht in den Aufgabenbereich der Ergotherapie fallen, werden im „COPM – Version NKM“ im Feld „Ziele in anderen Abteilungen“ notiert. Dahinter wird die Nummer des Teilbereichs der Betätigungs-Performanz festgehalten, in dessen Kontext der Klient das Anliegen angesprochen hatte. So kann ein Überblick behalten werden, aus welchen Bereichen die einzelnen Anliegen stammen.
Um differenzieren zu können, ob ein Anliegen in den Aufgabenbereich der Ergotherapie fällt, sollte der Therapeut bereits bei der Erfassung der Performanz-Belange stets nachfragen, was aus Sicht des Klienten der Grund ist, aus dem die genannte Tätigkeit für ihn momentan problematisch erscheint. Gibt er z.B. an, momentan nicht alleine essen zu können, könnte das einerseits daraus resultieren, dass der Umgang mit Besteck, das Vorbereiten der Mahlzeit o.Ä. erschwert ist, etwa aufgrund motorischer Beeinträchtigungen u.a. Damit wäre das Performanz-Anliegen durch ergotherapeutische Intervention veränderbar.
Andererseits könnte die Ursache auch darin liegen, dass er eine Schluckstörung hat, deren Behandlung in unserem Hause nicht in den Bereich der Ergotherapie fällt. Ein ähnlicher Fall ist vorstellbar, wenn ein Mensch in der Ausführung der für ihn wichtigen Betätigungen durch starke Kopfschmerzen beeinträchtigt ist. Hier ist zwar die Performanz bzgl. sehr vieler alltagsrelevanter Anliegen reduziert, das Grundpro-

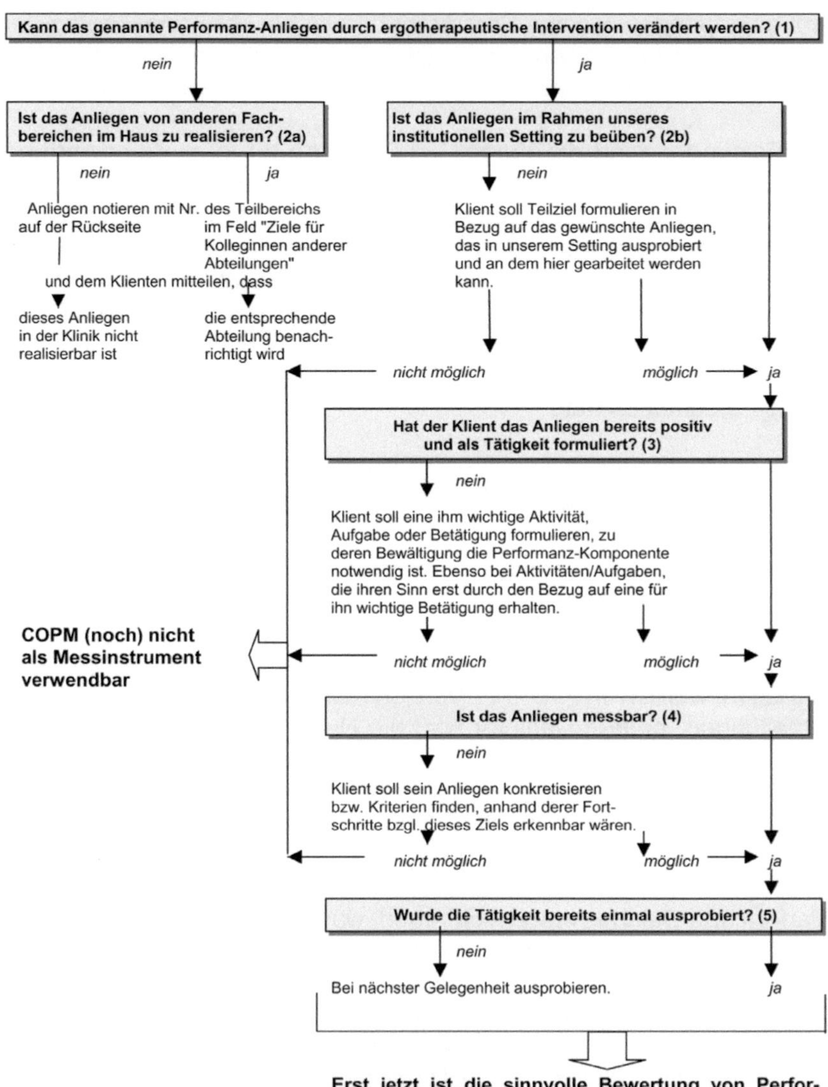

Abb. 15: Algorithmus zur Formulierung der Performanz-Belange und Ziele im COPM

blem kann aber nicht durch Ergotherapie gelöst werden. Das konkrete Vorgehen bei den Fragen 1 und 2a könnte folgendermaßen aussehen.

Beispiel 1:

Performanz-Anliegen des Klienten (K) (Diagnose M. Parkinson), genannt im Bereich ‚Haushaltsführung':
„Ich kann nicht mehr bügeln wie früher".

Therapeut (T): *„Woran liegt es, dass Sie nicht mehr so bügeln können?"*

K: *„Ich bügle normalerweise immer frühmorgens. Das mache ich schon immer so, denn früher war das die einzige Zeit am Tag, wo ich in Ruhe bügeln konnte, wenn meine Kinder in der Schule waren. Aber jetzt geht das nicht mehr. Morgens zittere ich am meisten, und das ist in letzter Zeit immer schlimmer geworden."*

T: *„Jetzt sind Sie zu uns gekommen, damit Ihre Medikamente neu eingestellt werden..."*

K: *„Ja, genau. Ich denke, wenn das gut geht, wird das mit dem Bügeln auch wieder besser klappen."*

T: *„Denken Sie, dass wir ‚Bügeln' hier aufschreiben sollen, als ein Problem, an dem wir in der Ergotherapie arbeiten können?"*

K: *„Nein, eigentlich kann ich ja bügeln. Nur eben nicht früh am Morgen. Aber das wird wieder gehen, wenn ich nicht mehr so zittere. Wenn es gar nicht geht, muss ich mir in Zukunft etwas ausdenken, vielleicht abends beim Fernsehen bügeln."*

T: *„Gut, dann notiere ich ‚Bügeln' nur hier unten auf dem Bogen/ auf der Rückseite des Bogens, o.k.?"*

In diesem Fall kann das Anliegen weniger durch Ergotherapie beeinflusst werden. Seine Veränderung erscheint zunächst vom Ergebnis der medikamentösen Einstellung abhängig. Zudem zeigt der Klient im letzten Satz, dass er auch in der Lage wäre, das Problem selbst zu lösen, indem er zur Not das Bügeln auf die Abendstunden verlegen würde. Daher wird es separat vermerkt.

Beispiel 2:

Performanz-Anliegen des Klienten, genannt im Bereich ‚Eigene körperliche Versorgung‘: **„Essen“**.

T: *„Was ist für Sie schwierig beim Essen?“*

K: *„Das Schlucken.“*

T: *„Sie haben momentan Schwierigkeiten beim Schlucken. Haben Sie schon Schlucktherapie?“*

K: *„Ja.“*

T: *„Gibt es noch andere Faktoren, die Ihnen beim Essen Schwierigkeiten bereiten würden, sobald Sie wieder schlucken könnten?“*

K: *„Ich kann den Arm nicht bewegen.“*

T: *„Das heißt ...?“*

K: *„Ich kann die Gabel nicht halten.“*

T: *„Es gibt also zwei Sachen, die Ihnen in Bezug auf das Essen Schwierigkeiten machen. Der Grund, aus dem Sie momentan nicht essen können, ist das Problem beim Schlucken. Und außerdem können Sie auch die Gabel nicht halten. Habe ich das so richtig gesagt?*[4]

K: *„Das stimmt.“*

T: *„In der Ergotherapie können wir nicht an dem Problem ‚Schlukken‘ arbeiten, das tun Sie mit Ihrer Schlucktherapeutin. Ich würde ‚Essen (Schlucken)‘ daher hier in den Bereich ‚Ziele in anderen Abteilungen‘ übernehmen. In Bezug auf die zweite Schwierigkeit,*

4 Beispiel für gliederndes Paraphrasieren (vgl. 8.3).

dass Sie die Gabel nicht halten können, könnten wir hier in der Ergotherapie zusammenarbeiten. Das kann ich hier (im Bereich ‚Eigene körperliche Versorgung', Anm. d. A.) aufschreiben. Sind Sie damit einverstanden?"

K: *„Ja."*

T: *„Wie soll ich das dann genau formulieren?"*

K: *„Essen mit der Gabel."*

T: *„Gut, dann schreibe ich jetzt auf ‚Essen mit der Gabel (Einsatz linker Arm)'. Ist das in Ordnung?"*

K: *„Ja."*

Die diesbezügliche Analyse der Performanz-Anliegen ist oft ein erster Schritt für den Klienten auf dem Weg zu einer späteren selbstständigen Auseinandersetzung mit seinen gesundheitsbezogenen Performanz-Belangen und deren autonomer Bewältigung. In diesem noch sehr geschützten Rahmen soll er erstmals seine Schwierigkeiten ‚rational' durchdenken. Er erhält Informationen, welche Therapieangebote für seine spezifischen Anliegen vorstellbar sind und welcher Fachbereich als Experte für die einzelnen Belange zu werten ist. Die Performanz-Belange, die andere Abteilungen betreffen, werden im Feld „Ziele in anderen Abteilungen" vermerkt. Um die Übernahme von Verantwortung durch den Klienten anzubahnen, allerdings ohne ihn zu überfordern, wird der Klient gebeten, sein Anliegen selbst bei dem betreffenden Therapeuten/Arzt „anzumelden". Gleichzeitig teilt der Ergotherapeut ihm mit, dass er diesen spätestens bei der nächsten Teamkonferenz ebenfalls auf das Anliegen ansprechen wird. So erhält der Klient eine gewisse Sicherheit, dass ein solches autonomes Verhalten unterstützt wird. Zudem stellt das Wissen, dass sich die Therapeuten über seinen Wunsch unterhalten werden, für viele einen zusätzlichen Ansporn dar, das Anliegen auch tatsächlich bald bei dem betreffenden „Experten" anzusprechen.

Hat der Klient den oder die Haupthinderungsgründe für die Durchführung eines Performanz-Anliegens identifiziert, übernimmt der Therapeut die genannte Performanz-Komponente, Aktivität oder Aufgabe in Klammern hinter die gewünschte Tätigkeit, unabhängig davon, ob diese in den Aufgabenbereich der Ergotherapie fällt oder nicht. Er schreibt also z.B. auf:

'Essen (Schlucken)', ,Trinken (Glas zum Mund führen – Kraft re. Hand), ,Sich eincremen (Spüren mit linker Hand)', ,Schuhe anziehen (Sich bücken)', ,Auto fahren (Sehen)' etc.

Fällt das genannte Anliegen in den Arbeitsbereich der Ergotherapie, müssen weitere Kriterien zur Formulierung der Performanz-Belange berücksichtigt werden (vgl. Frage 2b).

Bei der Beantwortung der ersten Frage können sich Schwierigkeiten ergeben, etwa bei Zielen wie Gehen, Fahrrad fahren etc., die primär von der Physiotherapie behandelt werden, im Einzelfall aber auch einen Teil ergotherapeutischer Intervention darstellen können. Hier liegt es im Ermessen des Therapeuten zu entscheiden, ob er bei einem Patienten solche Aktivitäten voraussichtlich mit beüben wird oder ob in der Ergotherapie andere Tätigkeiten im Vordergrund stehen werden. Im Zweifelsfall kann ein Kriterium bzgl. einer solchen Entscheidung sein, ob der Klient in der Lage ist, z.B. in Bezug auf das Gehen, eine konkrete, alltagsbezogene und für ihn wichtige Tätigkeit zu formulieren, z.B. ,Zum Bäcker gehen, um wieder samstags Semmeln holen zu können' (vgl. Frage 3). Dann fiele diese Aktivität eindeutig mit in den Aufgabenbereich der Ergotherapie.
Kann das Anliegen weder in der Ergotherapie noch von anderen Fachbereichen realisiert werden, wird es zwar auch notiert (auf der Rückseite des Bogens), dem Klienten aber mitgeteilt, dass ihm diesbezüglich hier leider nicht weitergeholfen werden kann. Vorgekommen sind z.B. Wünsche wie ,Größere Wohnung', ,Mehr Geld' u.Ä.

Zu Frage 2b: **Ist das Anliegen im Rahmen unseres institutionellen Setting zu beüben?**

Fällt ein Performanz-Anliegen in den Bereich der Ergotherapie, ergibt sich als nächste Frage, ob es in unserem institutionellen Rahmen zu beüben ist. Dies betrifft in unserem Arbeitsfeld v.a. Belange und Ziele aus den Bereichen ,Produktivität' und ,Aktive Freizeit'. Formuliert der Klient Anliegen wie ,Frühere Arbeit wieder aufnehmen' oder ,Verreisen', gilt es, eine Aktivität oder Aufgabe innerhalb solcher Betätigungen zu finden, die notwendig ist, um dieses Fernziel zu erreichen und die gleichzeitig hier beübt werden kann. Beispiele:

- Schreibmaschine schreiben (250 Anschläge pro Minute), um frühere Arbeit wieder aufnehmen zu können.
- Mit Power Point eine Stunde lang konzentriert arbeiten können, um Vorträge vorzubereiten für die bisherige Arbeit.
- Eine Stunde sitzen ohne Schulterschmerzen, um wieder verreisen zu können etc.

So hat der Betreffende kleine Teilziele hin auf die von ihm gewünschten Anliegen formuliert, an denen er hier arbeiten kann und die durch das eigentliche Ziel dennoch sinnvoll und wichtig für ihn sind. Das Gespräch könnte an dieser Stelle folgendermaßen verlaufen:

Anliegen des Klienten im Bereich ‚Aktive Freizeit‘:
„Garten wieder alleine pflegen können.“

T: *„Sie möchten es schaffen, dass Sie Ihren Garton wieder alleine pflegen können. Was wäre denn momentan dabei schwierig für Sie?“*

K: *„Ich könnte die Hecken nicht schneiden und die Beete nicht umgraben, weil mein rechter Arm nicht gut funktioniert. Und ich könnte nicht auf die Leiter steigen, wenn ich Kirschen pflücken will. Und jetzt ist bald Herbst, da reche ich immer das Laub zusammen. Das mache ich jeden Tag, sonst schaut der Garten so ungepflegt aus. Was sollen da die Nachbarn denken, wenn unser Garten so verkommt! Wenn nur der Arm wieder gehen würde!“*

T: *„D.h. es gehören sehr viele verschiedene Sachen dazu, dass Sie Ihren Garten wieder alleine pflegen können. Z.B. Hecken schneiden, Beete umgraben, Bäume abernten, Laub zusammenrechen. Die Hauptschwierigkeit ist dabei, dass Sie Ihren Arm nicht so gut einsetzen können. Daran können wir in der Therapie zusammen arbeiten. Können Sie mir aus den Tätigkeiten, die Sie aufgezählt haben, ein Beispiel nennen, das momentan am dringendsten ist und woran Sie überprüfen können, ob die Therapie Ihnen etwas nützt?*

K: *„Laub zusammenrechen.“*

T: *„Gut, dann würde ich hier aufschreiben ‚Laub zusammenrechen, damit der Garten gepflegt ist (Einsatz re. Arm)‘. Beschreibt das die Situation wie Sie sie sehen?“*

K: *„Ja.“*

Im ersten Schritt, dem Identifizieren der Performanz-Belange, kann auch darauf verzichtet werden, da das Interview sonst evtl. recht lange dauert und sich in Details verlieren kann.
Hat der Klient das Ziel ohnehin schon ‚kleiner' formuliert, geht man gleich weiter zu Frage 3, die sich im Gegensatz zu Frage 2b damit befasst, ob das Ziel nicht ‚zu klein', d.h. ohne Sinnbezug, formuliert ist.

Zu Frage 3: **Hat der Klient das Anliegen bereits als Tätigkeit formuliert?**

Hat der Klient eine Performanz-Komponente (vgl. 6.3.2) genannt, soll er diese in Bezug zu einer konkreten, für ihn sinn- und bedeutungsvollen Tätigkeit setzen. Beispiele:

- *Mit der linken Hand Sachen fest halten, z.B. Töpfe beim Abspülen*
- *Stehen (Gleichgewicht), um sich die Hose hochziehen zu können (auf Toilette)*
- *Schwere Sachen mit beiden Händen tragen, z.B. Getränkekisten in Keller tragen*
- *Sich konzentrieren können, um einen Zeitungsartikel zu lesen etc.*

V.a. Menschen in frühen Erkrankungsstadien formulieren oft als einziges Ziel recht globale Performanz-Komponenten (vgl. 4.1.1; 6.3.2). Schafft der Therapeut es, den Betreffenden dahingehend zu fazilitieren, ein solches Ziel wie oben gezeigt an einer Aktivität bezogen auf eine beispielhaft gewählte, im individuellen Kontext sinnvolle Tätigkeit festzumachen, erhält er erste Informationen, wo alltagsrelevante Prioritäten des Klienten liegen. Dieser wiederum wird dazu gebracht, seine Situation zu analysieren und konkrete Schritte zu formulieren, an denen er arbeiten und bemessen kann, ob sich seine momentan bestehenden Einschränkungen dadurch verbessern.

An diesem Punkt ist eine non-suggestive Gesprächsführung besonders wichtig. Es soll angebahnt werden, dass der Klient seine Schwierigkeiten selbst benennt und sich damit auseinander setzt, was der Therapeut verhindern würde, wenn er etwa Beispiele vorgäbe. Optimal erscheint unter diesem Aspekt folgender Ausschnitt aus einem Interview:

Anliegen des Klienten, genannt im Bereich ‚Eigene körperliche Versorgung':
„Arm wieder benutzen können".

T: *„Sie haben gerade angegeben, dass Sie Ihren Arm wieder benutzen möchten. Können Sie mir sagen, was genau im Alltag damit schwierig ist?"*

K: *„Alles."*

T: *„Können Sie mir ein Beispiel nennen?"*

K: *„Der Arm hat keine Kraft!"*

T: *„Können Sie mir eine konkrete Tätigkeit sagen, bei der Sie Ihren Arm benutzen und zu der Sie mehr Kraft in Ihrem Arm brauchen?"*

K: *„Trinken."*

T: *„Habe ich Sie richtig verstanden, dass das Trinken schwierig ist, weil Sie dazu mehr Kraft in Ihrem Arm bräuchten?"*

K: *„Ja."*

T: *„Und was genau ist beim Trinken schwierig?"*

K: *„Ich kann das Glas nicht gut festhalten und beim Trinken verschütte ich viel."*

T: *„Ah ja. Sie können beim Trinken das Glas nicht gut festhalten und verschütten viel, weil Ihnen die Kraft im Arm fehlt. Habe ich Sie so richtig verstanden?"*

K: *„Ja."*

T: *„Dann schreibe ich hier auf ‚Glas festhalten zum Trinken (Kraft rechter Arm)'. Ist das in Ihrem Sinne?"*

K: *„Ja."*

Ist es nicht möglich, bei non-suggestiver Gesprächsführung von den Performanz-Komponenten weg und hin zur Formulierung solch „kleiner" Ziele zu kommen, gilt das COPM als (noch) nicht durchführbar.

Wurde als Anliegen eine Aktivität oder Aufgabe genannt, ist zu überlegen, ob die vom Klienten gewählte Formulierung bereits den Sinn und die Bedeutung, die die jeweilige Tätigkeit in seinem Leben erfüllt, beinhaltet.

Es geht um die Frage „Wozu möchte ein Mensch diese Tätigkeit wieder ausführen können, um was zu tun, um welchen Zweck zu erreichen?“ Wie oben dargestellt (vgl. 4.3.3), hat Betätigung das Potenzial, dem Leben Sinn zu verleihen, wohingegen viele Aktivitäten und Aufgaben zwar auf ein Ziel gerichtet sein können, ihre Bedeutung für den Menschen jedoch erst vor dem Hintergrund für ihn wichtiger Betätigungen erhalten. Der Sinnbezug wird meist schon im Interview bei der Besprechung der Performanz-Belange deutlich, durch die Erzählungen des Klienten und seine Zuordnung zu den einzelnen Teilbereichen.

Spätestens bei der Zielformulierung sollten Aktivitäten/Aufgaben, die ihren Sinn erst erhalten durch die Frage „Wozu, um was zu tun?“, auch mit dem Zusatz „..., um ... zu ...“ notiert werden. Unserer Erfahrung nach identifizieren sich Klienten stärker mit solchen Zielen. Lässt man dagegen eine Tätigkeit ohne Sinnbezug gelten, weiß der Klient nach einigen Wochen oft nicht mehr genau, was er sich bei der Nennung eines solchen Anliegens gedacht hat, was zum Zeitpunkt der ersten Erhebung daran schwierig war oder nach welchen Kriterien er Performanz und Zufriedenheit beurteilt hatte (vgl. 4.3.2).

Dies ist zu umgehen, indem man solche Zielformulierungen mit dem Zusatz „..., um ... zu“ versieht. Nachfolgend einige Beispiele:

- *Glas halten zum Trinken*
- *Druckbuchstaben schreiben, um ein Kreuzworträtsel machen zu können*
- *Buch halten zum Lesen im Bett (eine halbe Stunde)*
- *Briefe schreiben (ca. eine Seite lang), um mit Freunden in Kontakt zu bleiben*
- *Mit dem Bus zum Einkaufen fahren etc.*

Handelt es sich beim Anliegen des Betreffenden um eine Aufgabe, die per se für ihn sinnvoll ist, muss dazu nicht unbedingt eine Betätigung formuliert werden. Beispiele:

- *Knöpfe schließen*
- *Schuhe binden*
- *Aufsetzen an die Bettkante*
- *Zahnprothese einsetzen etc.*

Ob der Sinnbezug bereits vorhanden ist, kann nur im Einzelfall entschieden werden. Ist z.B. klar, dass ‚Schreibmaschine schreiben‘ zur Ausübung des früheren Berufs wieder nötig ist, könnte es ohne Zusatz

übernommen werden und müsste nur noch im Hinblick auf die Messbarkeit konkretisiert werden (vgl. Frage 4). Wurde die Tätigkeit dagegen dem Bereich ‚Ruhige Erholung' zugeordnet, erscheint es besser nachzuhaken, wozu sie genau dient, z.B. um Romane zu schreiben, Freunden Briefe schreiben zu können, Kochrezepte zu tippen o.Ä.
Damit erleichtert man sich auch bereits die Beantwortung der nächsten Frage.

Zu Frage 4: **Ist das Anliegen messbar?**

Viele Tätigkeiten sind ohne weiteres bzgl. Performanz und Zufriedenheit beurteilbar, nämlich alle, die bereits ein Ziel beinhalten. Beispielhaft seien genannt:

‚Sich anziehen ohne Hilfe (Hose hochziehen)', ‚Hörgerät einsetzen', ‚Brot streichen mit rechter Hand', ‚Schuhe binden', ‚In die Badewanne steigen (Gleichgewicht)', ‚Geheimzahl merken' oder ‚Aufsetzen an die Bettkante'.

Andere müssen konkretisiert werden, da sie ansonsten nicht messbar sind. Z.B.:

- *Treppen steigen (Wie viele Stufen/Stockwerke? Und/oder wozu, z.B. um in die eigene Wohnung zu gelangen?)*
- *Gehen (Wie lange, z.B. 200 Meter/10 Minuten/bis zum Waschbecken? Und/oder wozu, z.B. um Einkaufen in den nächsten Supermarkt zu gehen? Soll das Gehen mit oder ohne Hilfsmittel möglich sein?)*
- *Schreiben (Wozu, d.h. was soll geschrieben werden? Wie oder für wen soll das Geschriebene lesbar sein? Wie schnell? Wie ausdauernd?)*
- *Lesen (Wozu, d.h. was soll gelesen werden? Wie schnell? Wie flüssig? Wie ausdauernd?)*
- *Sich konzentrieren können (Wie lange, z.B. 10 Minuten? Und wozu, z.B. um einen Zeitungsartikel lesen zu können?).*

Zusammenfassend lassen sich die Parameter, die zum Erreichen der Messbarkeit eines COPM-Zieles herangezogen werden können, also unterteilen in ein qualitatives Kriterium (Wozu?), das durch eine „leitfadengerechte" Vorgehensweise bei Frage 3 i.d.R. bereits dort konkretisiert werden kann, und verschiedene quantitative Parameter (Wie lange, wie weit, wie oft, wie viel? etc.).

Welche Fragen man stellt, damit der Klient sein Anliegen konkretisiert, ist abhängig von der Art der Tätigkeit und muss im Einzelfall entschieden werden. Deshalb seien an dieser Stelle wieder zwei unterschiedliche Beispiele aufgeführt:

Beispiel 1:

Performanz-Anliegen des Klienten (zzt. Rollstuhlfahrer, der jedoch über kürzere Strecken im Haus mit einer Begleitperson bereits mit dem Rollator geht), genannt im Bereich ‚Mobilität': **„Gehen".**

T: *„Sie haben gerade gesagt, dass Sie wieder gehen möchten. Auf Station gehen Sie ja schon zum Frühstück, wenn Sie jemand begleitet, nicht wahr?"*

K: „Ja. Und ich gehe auch schon mit der Krankengymnastik den langen Therapiegang!"

T: „Gut! Können Sie mir ein Beispiel sagen, wozu Sie das Gehen brauchen, wenn Sie wieder zu Hause sind, wohin Sie dort regelmäßig gehen müssen oder wollen und welche Schwierigkeiten Sie momentan noch dabei sehen. Sie haben ja gerade gesagt, dass das Gehen noch ausbaufähig ist..."

K: „Ich gehe immer jeden Tag zum Grab meines Sohnes. Das konnte ich jetzt schon so lange nicht mehr tun. Und so wie ich jetzt gehe, könnte ich es auch gar nicht."

T: „Mmmh. Wie weit ist das weg von Ihrem Haus?"

K: „Einen halben Kilometer ungefähr. Ich habe immer eine Viertelstunde für den Weg gebraucht, manchmal länger, je nachdem, wen ich unterwegs getroffen habe. Man kennt dann irgendwann die anderen Leute, die auch fast jeden Tag dort sind, und wir haben uns immer unterhalten."

T: „Einen halben Kilometer. Sind da auch Bänke unterwegs, wo Sie sich hinsetzen könnten, z.B. wenn Sie sich mit den Leuten unterhalten?"[5]

5 Der Therapeut klärt hier bereits Bedingungen der physischen Umwelt ab, die der Klient nutzen könnte, um sein Anliegen zu verwirklichen.

K: „Ja. Auf dem Friedhof sind recht viele Bänke. Und von meinem Haus bis dorthin ist es nicht so weit, vielleicht 200 Meter."

T: „O.K., um die Strecke zu schaffen, müssten Sie also 200 Meter gehen können, ohne sich hinzusetzen. Gibt es noch andere Schwierigkeiten auf diesem Weg, außer dass er so lang ist?"

K: „Das Problem ist auch der Weg zum Grab, auf dem Friedhof. Er ist so schmal und geht durch eine Wiese, da komm ich mit meinem Wagen hier (Rollator, Anm. d. A.) nie durch. Und ich würde vielleicht irgendwo hängen bleiben mit meinem Fuß, v.a. wenn der Boden nass ist."

T: „D.h. Sie müssten zumindest den letzten Teil des Weges ohne Wagen gehen können, und zwar auf unebenem oder nassem Untergrund. Habe ich Sie so richtig verstanden?"

K: „Ja."

T: „O.K., jetzt ist mir klar, was für Sie schwierig ist beim Gehen und worin Sie noch besser werden möchten. Das können wir so in den Bogen übernehmen. Bitte fassen Sie nochmals zusammen, was ich hier aufschreiben soll."

K: „Zum Grab meines Sohnes gehen können, d.h. einen halben Kilometer und den letzten Teil dieser Strecke, d.h. durch die Wiese, ohne den Wagen."

T: „O.K., ich werde das hier so übernehmen: ‚Zum Grab des Sohnes gehen (500 m, letzter Teil ohne Wagen (Wiese))'. In Ordnung?"

K: „Ja."

Durch die Frage, für welche bedeutungsvolle Betätigung der Klient „Gehen" benötigt, wird es später leichter in Bezug auf Performanz und Zufriedenheit zu beurteilen sein. Unterstützt wird dies durch die genauere Analyse der Betätigung auf unterschiedliche Tätigkeiten, die zu ihrer Ausführung notwendig sind, d.h. 200 Meter gehen ohne Pause und den Weg zum Grab gehen ohne Rollator. Der Therapeut erfragt bereits Umweltbedingungen, die der Klient später nutzen kann, um sein Anliegen zu erreichen. Indem er die Anteile der Betätigung erfragt, die der Klient eventuell noch verbessern müsste, sind wichtige

Informationen zur späteren Festlegung des Aktionsplans bereits einmal angesprochen worden.

Beispiel 2:

Anliegen des Klienten, genannt bevor der Therapeut überhaupt die Einleitung beenden konnte:
„Ich kann mir nichts mehr merken!"

T: „Ihnen fällt es schwer, sich an Dinge zu erinnern?"

K: „Ja, ich kann mir überhaupt nichts mehr merken!"

T: „Der Bogen hier ist unterteilt in verschiedene Bereiche des Alltags. Wir gehen sie gleich miteinander durch und Sie sagen mir anschließend, bei welchen Tätigkeiten es Ihnen am meisten auffällt und am meisten stört, dass Sie Schwierigkeiten haben, sich etwas zu merken. So können wir herausfinden, was wir später üben werden in der Therapie, wo das Merken momentan am wichtigsten für Sie ist. In Ordnung?"

K: „O.K."

T: „Hier gibt es drei große Bereiche, in die Ihr Alltag gegliedert ist: Selbstversorgung, Produktivität und Freizeit. Jeder dieser Bereiche ist wiederum in drei Unterpunkte aufgeteilt. Das wären für den Bereich ‚Selbstversorgung' die Punkte ‚Eigene körperliche Versorgung, z.B. Anziehen, Sich waschen, Hygiene, Essen', ‚Mobilität, z.B. ... etc.'.
Unter ‚Produktivität' fallen Tätigkeiten, die ‚Bezahlte/Unbezahlte Arbeit' betreffen, wie z.B. Arbeitsplatz finden/erhalten, ehrenamtliche Tätigkeit. Oder Tätigkeiten der ‚Haushaltsführung', z.B. ... etc. Und der Freizeit-Bereich ist hier gegliedert in ‚Ruhige Erholung', z.B. ... etc.
Überlegen Sie, bei welchen Tätigkeiten Ihre Probleme, sich Dinge zu merken, am meisten auffallen und wo sie Sie am meisten stören."

K: „Z.B. beim Einkaufen. Dann stehe ich im Geschäft und weiß auf einmal nicht mehr, was ich wollte. Oder ich musste auch schon eine neue Karte für den Geldautomaten beantragen, weil ich die Geheimzahl vergessen hatte. Und wenn ich jemanden anrufen will, muss ich immer erst umständlich mein Adressbuch suchen. Dabei konnte ich mir früher alle Telefonnummern merken!"

T: „Jetzt haben Sie verschiedene Sachen genannt. Gehen wir sie nochmals durch. Sie haben erstens beim Einkaufen Schwierigkeiten, sich an das zu erinnern, was Sie eigentlich kaufen wollten, wenn Sie dann im Geschäft sind. Habe ich Sie da richtig verstanden?“

K: „Ja.“

T: „Welchem Bereich hier im Bogen würden Sie dieses Problem zuordnen? Schauen Sie ihn sich noch einmal in Ruhe an.“

K: „Zur Haushaltsführung.“

T: „Dann schreibe ich jetzt hier auf: ‚Dinge merken zum Einkaufen‘, ja?“

K: „Ja.“

T: „Dann hatten Sie beschrieben, dass Sie schon einmal Ihre Geheimzahl vergessen haben. Haben Sie Angst, dass Ihnen das mit der neuen Geheimzahl genauso geht?“

K: „Natürlich.“

T: „Wo soll ich das aufschreiben?“

K: „Hier, bei ‚Finanzen‘.“ (im Bereich ‚Regelung persönlicher Angelegenheiten‘, Anm. d. A.)

T: „Ich schreibe auf: ‚Geheimzahl merken‘. In Ordnung?“

etc.

In diesem Fall wird die Performanz-Komponente ‚Merken‘ an verschiedenen konkreten Tätigkeiten festgemacht und damit messbar. Belange, die ein Patient nicht konkretisieren kann, werden im Feld „Komponenten“ vermerkt. In der Ergotherapie kann durchaus an solchen Zielen gearbeitet werden, messbar sind sie jedoch nicht.
Dieses Beispiel zeigt auch, dass in Einzelfällen von den Vorgaben des Leitfadens abgewichen werden kann und sollte. Das Problem ‚Merken‘ ist dem Klienten in diesem Moment so wichtig, dass er den Therapeuten in seiner Einleitung unterbrochen hat. Daher wird es hier vorrangig behandelt, da sich der Klient sonst erfahrungsgemäß ohnehin meist nicht auf andere Dinge konzentrieren kann. Erst wenn dieses ihm überaus wichtige Anliegen geklärt ist, werden die einzelnen Teilbereiche der

Betätigungs-Performanz erneut durchgegangen wie in 8.3 dargestellt und auf weitere Performanz-Belange überprüft.

Zu Frage 5: **Wurde die Tätigkeit bereits einmal ausprobiert?**

Ist dies nicht der Fall, sollte es geschehen, bevor der Klient sie bzgl. Performanz und Zufriedenheit bewertet. Am besten wird die Bewertung aller Ziele am gleichen Tag vorgenommen, um einheitliche Zeitabstände zwischen erster und zweiter Erhebung zu gewährleisten.

8.5 Die häufigsten Fragen auf einen Blick

Unter Mitarbeit von Nicole Lojewski, Saskia Hochkirchen, Susanne Schmidt und Lilli Olek

Die folgenden Fragen sind die häufigsten bei der Einarbeitung in das bzw. Anwendung des COPM in einer neurologischen Akutklinik. Die Antworten beziehen sich auf Erfahrungen und Überlegungen in diesem Setting und bei der Durchführung des COPM mit dem Patienten selbst. Von daher sollten sie nicht pauschal auf andere Fachbereiche übertragen werden.

8.5.1 Durchführbarkeit des COPM

- **Wie gut sollten sich Therapeut und Klient vor der Durchführung kennen?**

Der Therapeut sollte in etwa abschätzen können, welche alltagsrelevanten Probleme der Klient im Klinik-Setting hat sowie Art und Ausmaß möglicher sprachlicher oder neuropsychologischer Beeinträchtigungen kennen. Auch sollte er in etwa eine Prognose treffen können, in welchem Zeitraum der Klient welche Tätigkeiten erreichen könnte.
Für den Klienten erscheint das Interview oft leichter, wenn bereits ein gewisses Vertrauensverhältnis besteht.

- **Was macht der Interviewer, wenn sich der Klient nicht verbal äußern kann?**

Menschen mit Störungen des Sprechens können sich i.d.R. schriftsprachlich mitteilen, z.B. per Communicator. Ist die Ursache eine Sprachstörung, erscheint meist die Einbeziehung von Bezugspersonen sinnvoll (vgl. 4.1; 3.1.2). Oft ist es dann besser, das Interview nur mit der bzw. den Bezugspersonen durchzuführen und nachher zu versuchen herauszufinden, ob die von diesen formulierten Belange und Ziele auch die des Klienten sein könnten.

- **Bei welchen Beeinträchtigungen ist das Interview i.d.R. nicht mit dem Patienten selbst durchführbar?**

Hier ist eine generelle Aussage sehr schwierig, v.a. da man das COPM auch zu anderen Zwecken einsetzen kann, wenn es als Messinstrument nicht möglich ist. Generell sollte man es lieber einmal zu oft mit dem Patienten selbst probieren als einmal zu wenig, da auch schwächere Patienten sehr davon profitieren können, auch wenn es nicht vollständig durchführbar ist oder andere Kompromisse eingegangen werden müssen (vgl. 3.1.1).

- **Was macht man, wenn der Klient zu gering belastbar ist?**

Das Interview kann in mehrere Abschnitte aufgeteilt und so die Anforderungen an die individuelle Belastbarkeit des Klienten angepasst werden.

- **Wenn das COPM nicht möglich ist, kann dann später ein neuer Versuch gestartet werden? Wenn ja, wann?**

Ein erneuter Versuch wird je nach Entwicklung des Klienten gestartet. Er kann nach einigen Tagen oder auch erst nach einigen Wochen stattfinden.

8.5.2 Rahmenbedingungen zur Durchführung des Interviews

- **Genügt das COPM als Befund allein?**

Nein, es erfolgt zusätzlich zu den herkömmlich verwendeten Befunden. Es dient der Identifizierung von Performanz-Belangen des Klienten, der Formulierung von Zielen für die Ergotherapie aus seiner Sicht und – mit der zweiten Erhebung – der Erfassung der subjektiv erlebten Veränderung von Performanz und Zufriedenheit in Bezug auf seine Ziele.

- **Wie lange dauert das Interview?**

Bei erfahrenen Interviewern nimmt die erste Erhebung – je nach kognitiven Fähigkeiten sowie Anzahl und Art der Performanz-Belange des Klienten – etwa 20 bis 45 Minuten in Anspruch. Die zweite dauert etwa fünf Minuten, zusätzlich sollten fünf bis zehn Minuten für die Reflexion der Bewertung und Besprechung des weiteren Vorgehens eingeplant werden.

- **Wann ist der richtige Zeitpunkt für das Interview?**

Es sollte im Therapieverlauf so früh wie möglich eingesetzt werden, allerdings erst, wenn der Therapeut mögliche neuropsychologische Beeinträchtigungen in etwa einschätzen kann. Es kann aber auch zu einem späteren Zeitpunkt und mehrmals durchgeführt werden.

- **Darf der Klient den COPM-Bogen einsehen?**

Ja. Der Bogen soll gut einsehbar vor Klient und Interviewer, die schräg nebeneinander sitzen, liegen (vgl. 8.2.2; Abb. 14).

- **Wer schreibt die Performanz-Belange in den COPM-Bogen?**

Es sollte generell der Therapeut schreiben, da das Gespräch dann i.d.R. für beide Seiten befriedigender verläuft (vgl. 8.2.3).

- **Wer ordnet die Anliegen den Teilbereichen im Bogen zu?**

Dies sollte generell durch den Klienten erfolgen, da eine Tätigkeit aus sehr unterschiedlichen Gründen für einen Menschen wichtig sein kann.

- **Kann das Interview auch von zwei verschiedenen Therapeuten durchgeführt werden?**

Unsere Erfahrungen zeigen, dass die Zielfindung für den Klienten leichter ist, wenn das Interview von einem Therapeuten durchgeführt wird, zu dem darüber hinaus bereits ein gewisses Vertrauensverhältnis besteht. Dies sollte i.d.R. der behandelnde Therapeut sein, der an der Zielformulierung insofern beteiligt ist, dass er seine fachlichen Erfahrungen und Möglichkeiten für bestimmte Therapieangebote einbringt. Da er den Klienten bereits etwas kennt, wird es ihm leichter fallen zu beurteilen, wie konkret, nah oder fern Ziele formuliert sein sollten. Die wichtigsten Performanz-Komponenten und eventuell auch Umweltbedingungen sind ihm bereits bekannt, so dass das Interview hier weniger Zeit in Anspruch nehmen wird.

- **Welcher Zeitabstand zwischen erster und zweiter Erhebung ist sinnvoll?**

Dies muss im Einzelfall entschieden werden. Der Therapeut macht seinen Vorschlag zum Zeitabstand unter Berücksichtigung folgender Faktoren:
Der Zeitraum sollte ein bis zwei Wochen nicht unterschreiten, aber auch nicht allzu weit entfernt liegen. Drei bis vier Wochen erscheint als gutes Intervall, allerdings ist dies nicht als genereller Richtwert zu verstehen! Der Zeitraum richtet sich auch nach der zu erwartenden Aufenthaltsdauer des Klienten und nach Überlegungen, wie schnell Veränderungen in Bezug auf die Ziele des Klienten erreichbar sein werden.

- **Kann das Interview unterbrochen bzw. abgebrochen und an den folgenden Tagen fortgeführt werden?**

Ja, wenn die Situation des Klienten dies erfordert. Es sollte dann möglichst bald (innerhalb der nächsten 3 Tage) fortgeführt werden.

8.5.3 Ablauf des Interviews

- **Wie leitet der Therapeut das Interview ein?**

Die Einleitung sollte eine Erläuterung zum Sinn und Zweck des Interviews und der Ergotherapie beinhalten. Wichtig erscheint, dass sie innerhalb eines Teams möglichst einheitlich gehalten wird. Die im NKM verwendete „Muster-Einleitung“ findet sich in 8.3.

- **Was ist zu tun, wenn der Klient bereits bei der Einleitung zum COPM spontan seine wichtigsten Performanz-Anliegen bzw. Ziele benennt?**

Diese sollten nach entsprechender Konkretisierung sofort als COPM-Ziele notiert werden, da sich der Klient sonst evtl. nicht ernst genommen fühlt. Dann erst werden die einzelnen Bereiche des Bogens „leitfadengerecht“ durchgegangen, wobei er noch andere Belange nennen kann und die bereits als Ziele identifizierten den entsprechenden Unterpunkten zuordnen soll. Anschließend werden alle Belange der Reihe nach priorisiert und der Klient wird gefragt, ob die bereits notierten Ziele weiterhin für ihn im Vordergrund stehen, ob er sie ändern oder noch weitere hinzufügen möchte. Dann erfolgt die Bewertung nach Performanz und Zufriedenheit für alle Ziele.

- **Nimmt der Therapeut Belange und Ziele mit in den Bogen auf, an denen nicht i.R. der Ergotherapie gearbeitet werden kann?**

Es kommt darauf an, wie der Verwendungszweck des COPM festgelegt ist, z.B. zur Zielfindung und Outcome-Messung für die Ergotherapie oder um die Ziele für alle Abteilungen und das Outcome der Rehabilitation insgesamt zu erfassen. Im ersten Fall werden Performanz-Belange, die nicht das Aufgabengebiet der Ergotherapie betreffen, gesondert vermerkt (im „COPM – Version NKM“ im Feld „Ziele in anderen Abteilungen“, ansonsten auf der Rückseite) und an die betreffenden Kollegen weitergeleitet.

- **Was macht der Interviewer, wenn der Klient verweigert oder Schwierigkeiten nicht erkennt?**

Eine Überzeugung zum Interview sollte ausführlich und geduldig erfolgen. Wenn keine neuropsychologischen Beeinträchtigungen (z.B. Unawareness) beim Klienten vorliegen, ist zu überlegen, ob bei Verweigerung des Interviews eine Indikation für Ergotherapie gegeben ist. **ABER**: Wenn der Klient angibt, keinen Sinn im Interview zu sehen und es verweigert, bedeutet das nicht von vornherein, dass keine Indikation für Ergotherapie besteht.

- **Wie geht man mit der Situation um, wenn der Klient keinen Transfer zwischen Klinikalltag und häuslicher Umgebung leisten kann?**
  z.B. „Hier in der Klinik kann ich selbstständig auf die Toilette gehen, zu Hause weiß ich es nicht, ich habe es noch nicht ausprobiert..."

Unter Verwendung von „W-Fragen", z.B. „Wie schaut die Umgebung zu Hause genau aus?", „Wie machen Sie das dort?" etc. versucht der Therapeut herauszufinden, ob die häusliche Situation in der Therapie zu simulieren wäre, damit die betreffende Tätigkeit ausprobiert werden kann. Zur Klärung solcher Faktoren können nach Abschluss des Interviews auch Bezugspersonen des Klienten hinzugezogen werden, falls er selbst nicht gut Auskunft geben kann. In diesem Fall sollten die betreffenden Anliegen, für die der Klient den Transfer nicht leisten kann, allerdings nicht als Ziele formuliert werden. Meist sind sie nämlich nicht nach Performanz und Zufriedenheit beurteilbar und auch nach dem Ausprobieren in einer simulierten Situation bleiben i.d.R. Unsicherheiten bestehen, ob und wie die Tätigkeit daheim gelingen wird.

- **Wie verhält sich der Therapeut, wenn der Klient weint?**

Ihm sollte bewusst sein, dass mit dem Interview beim Klienten eine intensive und aktive Auseinandersetzung mit seiner Erkrankung und seinen Schwierigkeiten ausgelöst werden kann. Diese hat im Vorfeld eventuell noch gar nicht bzw. nicht in diesem Ausmaß stattgefunden. In diesem Fall muss er individuell abwägen, ob ein Abbruch des Interviews notwendig ist und parallel eine Wiederaufnahme zu einem späteren Zeitpunkt mit dem Klienten vereinbaren.

- **Was ist, wenn der Klient mit der Skala nicht zurechtkommt?**

Unserer Erfahrung nach kommen Klienten mit leichten NP-Defiziten mit der von uns entwickelten einheitlichen Skala (vgl. 6.2.2; Abb. 11) gut zurecht. Ist dies nicht der Fall, muss sich der Interviewer mit den Belangen bzw. Zielen ohne Bewertung zufrieden geben. Das COPM kann dann zur Therapieplanung benutzt werden, jedoch nicht als Messinstrument.

- **Muss die Wichtigkeit vollständig bewertet werden?**

Ja. Dies unterstützt den Zielfindungsprozess und erleichtert die Zielauswahl des Klienten. Zudem kann er sich hier an den Umgang mit der Skala „gewöhnen". Der Therapeut sieht, ob er damit zurechtkommt und kann in etwa abschätzen, ob das COPM als Messinstrument einsetzbar sein wird.

- **Was passiert, wenn der Klient bei der Frage nach seinen Zielen Performanz-Belange nennt, die bisher nicht aufgeführt waren?**

Diese werden nach entsprechender Konkretisierung als Ziele notiert. Ist die Bewertung aller Ziele nach Performanz und Zufriedenheit abgeschlossen, soll der Klient diese noch den entsprechenden Unterpunkten im COPM-Bogen zuordnen und priorisieren.

- **Was ist, wenn der Klient nach Fertigstellung des Interviews Tage später noch Performanz-Anliegen oder Ziele nennt?**

Alle zusätzlichen Performanz-Belange oder Ziele können in den folgenden drei Tagen hinzugefügt und bewertet werden. Man sollte dann zusätzlich auf der Rückseite des Bogens eine Anmerkung machen, welche Anliegen nachträglich ergänzt wurden.

- **Wird zuerst für alle Tätigkeiten die Performanz und dann für alle die Zufriedenheit bewertet, oder erfolgt die Bewertung von Performanz und Zufriedenheit für ein Ziel jeweils nacheinander?**

Die Bewertung von Performanz und Zufriedenheit erfolgt jeweils nacheinander für ein Ziel, dann geht man zum nächsten Ziel über.

- **Was ist, wenn sich der Zustand oder die Situation des Klienten zwischen erster und zweiter Erhebung verschlechtert?**

In diesem Fall sollte man ihn fragen, ob seine Ziele gleich bleiben. Falls ja, wird die zweite Erhebung des COPM zum vorher vereinbarten Zeitpunkt durchgeführt. Möchte er andere Ziele setzen, führt man die zweite Erhebung sofort durch und macht dann ein neues COPM-Interview.

- **Darf der Klient die erste Bewertung bei der zweiten Erhebung sehen?**

Nein, sie sollte verdeckt werden, um eine mögliche Beeinflussung durch die Tendenz der sozialen Erwünschtheit zu reduzieren. Der Klient sollte nur Einsicht in die ein bis fünf Ziele bekommen.

- **Was ist zu tun, wenn der Klient sich bei der zweiten Erhebung nicht an die erste erinnern kann?**

Die zweite Erhebung wird in Bezug auf die fünf wichtigen Bereiche trotzdem durchgeführt. Oft erinnern sich Klienten dann im Verlauf der Bewertung wieder an die erste Erhebung. Zur Beurteilung von ein bis fünf Tätigkeiten, die als Ziele aufgeschrieben sind, ist das auch nicht unbedingt nötig, eher für die anschließende Reflexion. Allerdings sollte sich der Therapeut die Frage stellen, ob dieser Klient in der Therapie tatsächlich aktiv an seinen Zielen gearbeitet hat, unterstützt vom Therapeuten, oder ob er trotz Durchführung des COPM „be-handelt" worden ist.

- **Was macht man, wenn der Klient bei der Reflexion der zweiten Erhebung seine Werte für Performanz und Zufriedenheit nochmals korrigieren will, sobald die Beurteilungen der ersten Erhebung aufgedeckt werden?**

Diese Entscheidung liegt beim Klienten und sollte nur im Anschluss an das Interview auf der Rückseite des Bogens notiert werden. Dieser Fall kommt nicht allzu häufig vor. Meist korrigiert der Klient dabei seine Performanz-Werte der zweiten Erhebung nach unten, die Zufriedenheits-Werte werden seltener geändert.

- **Was sagen mir die Ergebnisse, und wann kann man von einem Therapieerfolg sprechen?**

Für das COPM in seiner ersten Ausgabe fanden Law, Polatajko, Pollock et al. (1994), dass Differenzen von zwei oder mehr Punkten statistisch signifikant sind. Für die deutsche Version sind noch keine diesbezüglichen Ergebnisse veröffentlicht. In der praktischen Arbeit erscheint die Reflexion des Klienten wichtiger. So kann für jemanden mit einer progredienten Erkrankung ein Zugewinn von ein bis zwei Punkten in Bezug auf Performanz und Zufriedenheit oder sogar nur auf Zufriedenheit mehr bedeuten als für einen Menschen, der vor kurzem einen Schlaganfall erlitten hat, die Verbesserung um vier oder mehr Punkte im gleichen Zeitraum. Lag bei der ersten Erhebung eine leichte Beeinträchtigung der Awareness oder eine Anosodiaphorie vor, könnte es sogar als Verbesserung interpretiert werden, wenn sich die subjektiven Beurteilungen trotz objektiv deutlich gestiegener Performanz im Therapiezeitraum verschlechtert haben (vgl. 3.1.1).

9 Diskussion

Die vorliegende Arbeit muss fragmentarisch bleiben. Da die behandelte Materie komplex genug erscheint, wurden sowohl das CMOP als auch die Gedanken der klientenzentrierten Ergotherapie nur so weit angesprochen, wie sie für das Verständnis zwingend notwendig erscheinen. Wichtig wären hier z.B. Überlegungen in Bezug auf die Frage, inwieweit das Interview einem klientenzentrierten Ansatz entspricht, wenn nicht alle Anliegen uneingeschränkt akzeptiert werden. Möglicherweise wäre es „klientenzentrierter", den Betreffenden auch in akuten Erkrankungsstadien Ziele wie z.B. ‚Segelfliegen' benennen zu lassen, obwohl der Therapeut davon weniger Nutzen für die Therapieplanung oder die Evaluation des Outcome hat. Der Klient könnte im Zeitverlauf entweder selbst zu dem Schluss kommen, dass ein solches Ziel unrealistisch erscheint oder aber den COPM-Bogen in die weiterführende Rehabilitation mitnehmen, um kontinuierlich darauf hin zu arbeiten. Eine von vornherein definierte begrenztere Intention könnte die Gefahr mit sich bringen, dass Therapeuten trotz der Anwendung des COPM weiterhin erwarten, dass sich der Einzelne mit den Bedürfnissen, die im Bogen notiert werden und nach denen letztlich das Outcome der Therapie beurteilt wird, ihrem Arbeitsfeld anpassen sollte. Die begrenztere Intention erschiene dann als Kompromisslösung.

Müssten im beschriebenen Setting alle Anliegen uneingeschränkt akzeptiert werden, bestünde jedoch die Gefahr, dass das COPM Therapeuten und Klienten oft nur wenig konkreten Nutzen für ihre Zusammenarbeit brächte. So würde es möglicherweise bald wieder „in Vergessenheit geraten". Durch einen definierten eingeschränkten Verwendungszweck kann dagegen sein regelmäßiger Einsatz gewährleistet werden. Dies ermöglicht die Berücksichtigung der Bedürfnisse des Einzelnen, eine verstärkte Einbeziehung und „Nutzung" der Umwelt des Klienten und eine auf den individuellen Bedarf orientierte, maßgeschneiderte Therapie. Ein effizienter und effektiver Einsatz von Ressourcen wird gefördert. Zudem erhalten Ergotherapeuten ein wertvolles Instrument zur Reflexion der Prozessqualität ihrer Leistungserbringung und zur Evaluation des alltagsrelevanten Therapieerfolges aus Sicht des Klienten.

Auch in Bezug auf die Eigenschaften des COPM als Messinstrument könnte die Vorstellung von einer begrenzteren Intention sinnvoll sein.

Soll im Interview bereits das angestrebte Outcome der Therapie aus Sicht des Klienten erhoben werden, wird der Therapeut an der Formulierung und Auswahl der Anliegen beteiligt sein. Hier muss er seine fachlichen Erfahrungen wie z.B. prognostische Einschätzungen oder sein Wissen über mögliche Adaptationen der Umwelt einbringen, um zu sinnvollen Zielen zu gelangen, die i.R. des institutionellen Setting aus seiner Sicht zu beüben und bei der zweiten Erhebung noch beurteilbar sein werden.

Geht man von einer begrenzteren Intention aus, würde nachvollziehbar, weshalb bis heute keine Untersuchung zur Interrater-Reliabilität des COPM vorliegt. Allerdings könnte dies noch andere Ursachen haben. Zu denken wäre an mögliche Veränderungen in den Aussagen eines Klienten zwischen dem ersten und zweiten Interview. An diesem Punkt scheint dennoch Bedarf nach weiter gehender Forschung zu bestehen, da ein Interview stets eine Interaktion zwischen Befragtem, Untersucher und Material bedeutet. Das Wissen um Faktoren, welche die Aussagen des Klienten im COPM beeinflussen könnten, würde sonst möglicherweise den Verdacht nahe legen, dass seine Ergebnisse z.T. Artefakte sein könnten. Die Frage, ob die Veränderungen in Performanz und Zufriedenheit, die das COPM zu messen in der Lage ist, in jedem Fall als Maß für Veränderungen der subjektiv erlebten Betätigungs-Performanz gelten können, konnte i.R. dieser Arbeit nicht beantwortet werden. Hier wären tiefer gehende Betrachtungen von Interesse.

Für die klinische Arbeit erscheint es wichtig, zumindest innerhalb eines Teams die Erhebungssituation und Vorgehensweise der einzelnen Therapeuten konstant zu halten, um eine bessere Vergleichbarkeit der Ergebnisse anzustreben. Im beschriebenen Setting wird dies realisiert durch die Arbeit nach einem einheitlichen Praxisleitfaden, eine intensive Interviewer-Schulung und eine Überprüfung und Weiterentwicklung dieser Maßnahmen durch regelmäßige Video-Analysen.

Der Praxisleitfaden des NKM ist das Ergebnis eines über zwei Jahre dauernden Prozesses der intensiven Auseinandersetzung mit dem COPM-Interview. Die vorliegende, inzwischen bereits dritte, überarbeitete Version spiegelt den momentanen Stand der Erkenntnisse wider und wird zu modifizieren sein, wenn sie den Anforderungen der praktischen Arbeit nicht genügt oder neue theoretische Überlegungen hinzukommen.
Der Praxisleitfaden wurde entwickelt, um in einem spezifischen insti-

tutionellen Rahmen mit entsprechenden besonderen Eigenschaften der Klienten das COPM zur Zielfindung und Outcome-Messung für die Ergotherapie verwenden zu können. Er sollte daher nicht unreflektiert übernommen werden. Indem die wesentlichen Grundlagen und Überlegungen dargestellt und erörtert wurden, erhalten Ergotherapeuten anderer Fachbereiche Kriterien zur Erarbeitung eines eigenen Praxisleitfadens, der Ansprüchen ihres Setting, Bedürfnissen ihrer Klienten und ihren eigenen Zielvorstellungen entspricht.

Gerade in der momentanen Phase der Implementierung von CMOP und COPM in Deutschland gilt es, Hilfen zur Umsetzung der theoretischen Hintergründe an die Hand zu geben, damit der Transfer in die Praxis gelingt. Dabei sind mögliche Gefahren und Schwierigkeiten in Bezug auf das Interview ebenso zu benennen und zu diskutieren wie die Vorzüge der Arbeit mit dem COPM. Nur so können Lösungsansätze entwickelt werden, die die sachgemäße und regelmäßige Anwendung des COPM in der Praxis gewährleisten und damit das Potenzial des kanadischen Ansatzes für deutsche Ergotherapeuten nutzbar machen.

10 Zusammenfassung

Ziel der vorliegenden Arbeit war eine Beschreibung und Diskussion der Anwendung des COPM im Setting einer neurologischen Akutklinik. Es wurde gezeigt, dass diese lohnenswert erscheint, auch wenn das COPM nicht bei allen Patienten selbst als Messinstrument verwendbar ist. Neben alternativen Möglichkeiten der Anwendung mit dem Patienten kann es zusammen mit dem Klienten und Bezugspersonen oder auch stellvertretend mit Letzteren angewandt werden.

Ergotherapeuten erhalten ein Assessment-Instrument, mit dem die wichtigsten Anliegen bzw. Ziele und das alltagsrelevante Outcome aus Sicht des Klienten für alle drei Bereiche der Betätigungs-Performanz erfasst werden können. Sein Einsatz fördert die Gestaltung von Therapiezielen und -inhalten aus der Perspektive des Klienten. Daraus resultieren positive Auswirkungen bei den und für die Klienten selbst, wie höhere Motivation, aktivere Mitarbeit, Transparenz ergotherapeutischer Leistungserbringung und direkte Erfolgskontrolle in Bezug auf ihre eigenen Ziele. Es ist vorstellbar, dass sie so zufriedener mit den erhaltenen Leistungen sein könnten. Darüber hinaus kann Ergotherapie effizienter und effektiver werden.

Häufige Fragen bei der Verwendung des COPM im beschriebenen Setting wurden dargestellt. Sie resultieren zum einen aus Besonderheiten der Klientel. Wird das COPM im ersten Schritt des ergotherapeutischen Prozesses eingesetzt, sind die Anliegen oft zu nah, zu fern oder zu unkonkret formuliert. In diesem Fall bietet das COPM weniger konkrete Hinweise in Bezug auf die Therapieplanung und kann nur teilweise zur Evaluation des Outcome der Ergotherapie eingesetzt werden. Zum anderen ergaben sich Detailfragen in Bezug auf die Vorgehensweise des Therapeuten im Interview. Die Beobachtung, dass aus spezifisch formulierten Anliegen z.T. erkennbar war, welcher Therapeut das Interview geführt hatte, wurde als mögliche Auswirkung solcher Unklarheiten interpretiert. Dies gab Anlass zur Entwicklung eines Interview-Leitfadens. Überlegungen i.R. dieses Prozesses wurden dargestellt und erörtert. Berücksichtigt wurden insbesondere Faktoren, welche die Aussagen des Klienten beeinflussen könnten, wie z.B. Interviewer-Effekte, und die Überlegung, dass verschiedene Intentionen zum Einsatz des COPM unterschieden werden könnten. Nach dem Praxisleitfaden des NKM dient es zur Festlegung von realistischen und überprüfbaren Zielen für die Ergotherapie und zur Messung des Outcome in Bezug auf diese Ziele. Der Leitfaden soll eine möglichst einheitliche Erhebungssituation und Vorgehensweise der Therapeuten im Interview gewährleisten, um eine bessere Vergleichbarkeit der Ergebnisse zu erreichen. Er soll häufige Schwierigkeiten in der Praxis von vornherein reduzieren und Detailfragen klären. Er erleichtert die Interviewer-Schulung und kann die regelmäßige Anwendung des COPM in der klinischen Arbeit unterstützen.

Es wurde gezeigt, dass dennoch viele Fragen offen bleiben. Das Praxishandbuch will daher zu einer weiteren und vertieften Auseinandersetzung mit dem COPM auffordern. Diese erscheint als wesentlicher Beitrag zur Implementierung dieses Assessment-Instruments und damit eines klientenzentrierten Arbeitens in Deutschland.

Literatur

Ashburn, A. (1982). A Physical Assessment for Stroke Patients. Physiotherapy, 68, 109-113

Beck, A.T. & Emery, G. (1985). Anxiety disorders and phobias. New York: Basic Books

Beck, A.T., Ward, C.H., Mendelsen, M., Mock, J. & Erbaugh, J. (1961). An inventory for measuring depression. Archives of General Psychiatry, 4, 53-63

Bodiam, C. (1999). The Use of the Canadian Occupational Performance Measure for the Assessment of Outcome on a Neurorehabilitation Unit. British Journal of Occupational Therapy, 62 (3), 123-126

Bortz, J. & Döring, N. (2002). Forschungsmethoden und Evaluation (3. Auflage). Berlin und Heidelberg: Springer

Bosch, J. (1995). The Reliability and Validity of the Canadian Occupational Performance Measure. Master's Thesis. Hamilton, McMaster University

Bundesministerium für Gesundheit (2001). Pressemitteilung Nr. 104 vom 27. September 2001. Bundesministerium für Gesundheit fördert Projekte zur Beteiligung der Patientinnen und Patienten im medizinischen Entscheidungsprozess. [Online Dokument] URL http.//www.bmgesundheit.de/presse/2001/2001/104.htm (30.09.2001)

Bundestag (2001). Sozialgesetzbuch (SGB) Neuntes Buch (IX) – Rehabilitation und Teilhabe behinderter Menschen – (Artikel 1 des Gesetzes vom 19.06.2001

Bundesgesetzblatt Jahrgang 2001 Teil I Nr. 27, 1046, ausgegeben zu Bonn am 22. Juni 2001). [Online Dokument] URL http://jurcom5.juris.de/bundesrecht/sgb_9/index.html (10.12.2001)

Bungard, W. (1981). Einführung in die psychologische Forschungspraxis. Kurseinheit 3: Befragung. Hagen: FernUniversität

Bungard, W. & Lück, H.E. (1974). Forschungsartefakte und nicht-reaktive Meßverfahren. Stuttgart: Teubner

Canadian Association of Occupational Therapists (1991). Occupational therapy guidelines for client-centred practice. Toronto, ON: CAOT Publications ACE

Canadian Association of Occupational Therapists (1997). Enabling Occupation: an Occupational Therapy Perspective. Ottawa, ON: CAOT Publications ACE

Canadian Association of Occupational Therapists (1998a). Canadian Occupational Performance Measure. CAOT Publications ACE.

Lizensierte deutsche Ausgabe 1999, 2. Auflage (1). Übersetzung: Dehnhardt, B., Harth, A., Meyer, A.

Canadian Association of Occupational Therapists (1998b). Canadian Occupational Performance Measure. CAOT Publications ACE. Lizensierte deutsche Ausgabe 1999, 2. Auflage (2). Übersetzung: Dehnhardt, B., Harth, A., Meyer, A.

Canadian Association of Occupational Therapists (1998c). Canadian Occupational Performance Measure. CAOT Publications ACE. Lizensierte deutsche Ausgabe 1999, 3. Auflage (1). Übersetzung: Dehnhardt, B., Harth, A., Meyer, A.

Canadian Association of Occupational Therapists (1998d). Canadian Occupational Performance Measure. CAOT Publications ACE. Lizensierte deutsche Ausgabe 1999, 3. Auflage (2). Übersetzung: Dehnhardt, B., Harth, A., Meyer, A.

Carpenter, L., Baker, G.A. & Tyldesley, B. (2001). The use of the Canadian occupational performance measure as an outcome of a pain management program. Canadian Journal of Occupational Therapy, 68 (1), 16-22

Chan, C. & Lee, T.M.C. (1997). Validity of the Canadian Occupational Performance Measure. Occupational Therapy International, 4, 229-247

Cromwell, F.S. (1976). Occupational therapist‘s manual for basic skill assessment; primary prevocational evaluation. Altadena, CA: Fair Oaks Printing, 29-30c

Desrosiers, J., Hébert, R., Dutil, E. & Bravo, G. (1993). Development and reliability of an upper extremity function test for the elderly: The TEMPA. Canadian Journal of Occupational Therapy, 60, 9-16

Egan, M. & DeLaat, M. (1997). The implicit spirituality of occupational therapy practice. Canadian Journal of Occupational Therapy, 64 (1), 115-121

Egan, M., Dubouloz, C., von Zweck, C. & Vallerand, J. (1998). The client-centred evidence-based practice of occupational therapy. Canadian Journal of Occupational Therapy, 65 (3), 136-143

Erbsch, W., Laule, C. & Wichmann, A. (1999). CMOP in Deutschland. Betrachtung der derzeitigen Anwendbarkeit des Canadian Model of Occupational Performance (CMOP) und seines Meßinstruments (COPM) innerhalb der deutschen Ergotherapie. Diplomarbeit der Hogeschool Limburg. Eigenverlag, Edition Vita activa: Langenhagen

Fairbank, J.C.T., Couper, J., Davies, J.B. & O‘Brien, J.P. (1980). The Oswestry low back pain disability questionnaire. Physiotherapy, 66, 271-273

Fearing, V.G., Law, M. & Clark, J. (1997). An Occupational Performance Process Model: Fostering Client and Therapist Alliances. Canadian Journal of Occupational Therapy, 64 (1), 7-15

Fearing, V.G., Clark, J. & Stanton, S. (1998). The Client-Centred Occupational Therapy Process. In M. Law (Ed.) (1998a). Client-Centred Occupational Therapy. Thorofare, NJ: Slack, 67-87

Fearing, V.G. & Clark, J. (2000). Individuals in Context: A Practical Guide to Client-centered Practice. Thorofare: Slack

Fedden, T., Green, A. & Hill, T. (1999). Out of the Woods: the Canadian Occupational Performance Measure, from the Manual into Practice. British Journal of Occupational Therapy, 62 (7), 318-329

Gage, M. & Polatajko, H. (1995). Naming practice: The case for the term client-driven. Canadian Journal of Occupational Therapy, 62 (3), 115-118

Gede, H., Kroll, M. & Meisgeier, K. (2001). Ist klientenzentriertes Handeln im Fachbereich Pädiatrie in deutschen Ergotherapiepraxen in der Arbeit mit Grundschulkindern erkennbar? Eine Analyse und Beschreibung des ergotherapeutischen Prozesses im Fachbereich Pädiatrie unter Bezugnahme auf die Klientenzentrierte Praxis und das Canadian Model of Occupational Performance. Diplomarbeit der Hogeschool Zuyd

George, S., Olek, L., Lösekrug, S., Rehbein, M., Schmidt, S., Schneider, N., Yassouridis, A. & Prosiegel, M. (2001). Canadian Occupational Performance Measure (COPM) – patientenzentrierte Zielfindung und Outcome-Messung in der Ergotherapie. Neurologie & Rehabilitation, 7 (4), 185-191

Grant, D.D. & Lundon, K. (1998). The Canadian Model of Occupational Performance applied to females with osteoporosis. Canadian Journal of Occupational Therapy, 66 (1), 3-11

Hagedorn, R. (1997). Foundations for Practice in Occupational Therapy. New York und Tokyo: Churchill Livingstone

Hagedorn, R. (1999). Umsetzung von Modellen in die Praxis. In C. Jerosch-Herold et al. (Hrsg.) (1999). Konzeptionelle Modelle für die ergotherapeutische Praxis. Berlin und Heidelberg: Springer, 32-48

Hagedorn, R. (2000). Tools for practice in Occupational Therapy. Edinburgh, u.a. : Churchill Livingstone

Harth, A. (1996). Meßverfahren in der Rehabilitation – Canadian Occupational Performance Measure. ERGOTHERAPIE & Rehabilitation, 2, 122-124

Harth, A. (1998). Das Canadian Occupational Performance Measure. Zeitschrift für Handtherapie, Sonderheft Evaluation, 1, 40-42

Harth, A. (2002). Das Canadian Model of Occupational Performance (CMOP). In U. Marotzki (Hrsg.) (2002). Ergotherapeutische Modelle praktisch angewandt. Eine Fallgeschichte – vier Betrachtungsweisen. Berlin und Heidelberg: Springer, 103-130

Hauser, S., Dawson, D., Lehrich, J. et al. (1983). Intensive Immuno-Supression in Progressive Multiple Sclerosis: A Randomised Three-Arm Study of High-Doses Intravenous Cyclophosphamide, Plasma Exchange and ACTH. New England Journal of Medicine, 308, 173-180

Healy, H. & Rigby, P. (1999). Promoting independence for teens and young adults with physical disabilities. Canadian Journal of Occupational Therapy, 66 (5), 240-249

Holden, M.K., Gill, K.M., Magliozzi, M.R. (1986). Gait Assessment for Neurologically Impaired Patients. Standards for Outcome Assessment. Physiotherapy, 66, 1530-1539

Hyman, H.H., Cobb, W.J., Feldman, J.J., Hart, C.W. & Stember, C.H. (1954). Interviewing in Social Research. Chicago: University of Chicago Press

Hölzl, J. (2000). Evaluation und Dokumentation der Aktivitäten des täglichen Lebens (ATL). In K. Minkwitz (Hrsg.) (2000). Ergotherapeutische Dokumentation in der Neurologie. Idstein: Schulz-Kirchner, 74-88

Jeffrey, L.I.H. (1993). Aspects of Selecting Outcome Measures to Demonstrate the Effectiveness of Comprehensive Rehabilitation. British Journal of Occupational Therapy, 56 (11), 394-399

Jensen, M.P., Karoly, P. & Braver, S. (1986). The measurement of clinical pain intensity: A comparison of six methods. Pain, 27, 117-126

Kasch, C.R. & Knutson, K. (1985). Patient compliance and interpersonal style: Implications for practice and research. Journal of Nurse Practitioner, March, 52-54

Keith, R.A., Granger, C.V., Hamilton, B.B. & Sherwin, F.S. (1987). The functional independence measure: a new tool for rehabilitation. Adv Clin Rehabil, 1, 6-18

Kirsh, B. (1996). A narrative approach to addressing spirituality in occupational therapy: Exploring personal meaning and purpose. Canadian Journal of Occupational Therapy, 63 (1), 55-61

Kleber, E.W. (1983). Pädagogische Beratung. Entwicklung eines neuen Konzeptes am Beispiel der Kooperation zwischen Sonderschullehrern bzw. Psychologen und Grundschullehrern. Weinheim und Basel: Beltz

Kolster, F. (2000). Evaluation und Dokumentation kognitiver Fähigkeiten. In K. Minkwitz (Hrsg.) (2000). Ergotherapeutische Dokumentation in der Neurologie. Idstein: Schulz-Kirchner, 41-52

Kriz, J. (1981). Methodenkritik empirischer Sozialforschung. Eine Problemanalyse sozialwissenschaftlicher Forschungspraxis. Stuttgart: Teubner

Kriz, J. & Lisch, R. (1988). Methoden-Lexikon für Mediziner, Psychologen, Soziologen. München und Weinheim: Psychologie Verlags Union

Law, M. (Ed.) (1998a). Client-Centred Occupational Therapy. Thorofare, NJ: Slack

Law, M. (1998b). Does Client-Centred Practice Make a Difference? In M. Law (Ed.) (1998a). Client-Centred Occupational Therapy. Thorofare, NJ: Slack, 19-27

Law, M., Baptiste, S., Carswell, A., McColl, M.A., Polatajko, H. & Pollock, N. (1990). The Canadian Occupational Performance Measure: An Outcome Measure for Occupational Therapy. Canadian Journal of Occupational Therapy, 57 (2), 82-87

Law, M., Polatajko, H., Pollock, N., McColl, M.A., Carswell, A. & Baptiste, S. (1994). Pilot testing of the Canadian Occupational Performance Measure. Clinical and Measurement Issues. Canadian Journal of Occupational Therapy, 61 (4), 191-197

Law, M., Baptiste, S. & Mills, J. (1995). Client-centred practice. What does it mean and does it make a difference? Canadian Journal of Occupational Therapy, 62, 250-257

Law, M. & Stewart, D. (1996). Test retest reliability of the COPM with children. Unpublished manuscript. McMaster University School of Rehabilitation Science

Law, M., Polatajko, H., Baptiste, S. & Townsend, E. (1997). Core Concepts of Occupational Therapy. In CAOT (1997). Enabling Occupation: an Occupational Therapy Perspective. Ottawa, ON: CAOT Publications ACE, 29-56

Law, M. & Mills, J. (1998). Client-Centred Occupational Therapy. In M. Law (Ed.) (1998a). Client-Centred Occupational Therapy. Thorofare, NJ: Slack, 1-18

Law, M., Polatajko, H., Carswell, A., McColl, M.A., Pollock, N. & Baptiste, S. (1999). Das Kanadische Modell der Occupational Performance und das Canadian Occupational Performance Measure. In C. Jerosch-Herold et al. (Hrsg.) (1999). Konzeptionelle Modelle für die ergotherapeutische Praxis. Berlin und Heidelberg: Springer, 156-174

Lincoln, N.B. & Edmans, J.A. (1990). A re-validation of the Rivermead ADL Scale for elderly patients with stroke. Age and Ageing, 19, 9-24

Lincoln, N.B. & Leadbitter, D. (1979). Assessment of Motor Function in Stroke Patients. Physiotherapy, 65 (2), 48-51

Lord, M. & Roth, R. (2000). Ist eine Trendwende in Richtung Top-Down-Approach in der deutschen Ergotherapie erkennbar? Diplomarbeit der Hogeschool Limburg

Lyle, R.C. (1981). A performance test for assessment of upper limb function in physical rehabilitation treatment and research. International Journal of Rehabilitation Research, 4, 483-492

Mahoney, F.I. & Barthel, D.W. (1965). Functional evaluation: the Barthel Index. Maryland State Medicine Journal, 14, 61-65

Mahurin, R.K., De Bettignies, B.H. & Pirozzolo, F.J. (1991). Structured assessment of independent living skills: preliminary report of a performance measure of functional abilities in dementia. Journal of Gerontology, 46 (2), 58-66

Marotzki, U. (Hrsg.) (2002). Ergotherapeutische Modelle praktisch angewandt. Eine Fallgeschichte – vier Betrachtungsweisen. Berlin und Heidelberg: Springer

Matsutsuyu, J. (1969). The Interest Checklist. American Journal of Occupational Therapy, 23, 323-328

McColl, M.A. (1994). Holistic occupational therapy: Historical meaning and contemporary implications. Canadian Journal of Occupational Therapy, 61 (2), 72-77

McColl, M.A. (2000). Selecting a Theoretical Approach. In V.G. Fearing & J. Clark (Eds.) (2000). Individuals in context: A Practical Guide to Client-centered practice. Thorofare: Slack, 45-54

McColl, M.A. & Pranger, T. (1994). Theory and practice in the Occupational Therapy Guidelines for Client-centred Practice. Canadian Journal of Occupational Therapy, 61 (5), 250-258

McColl, M.A., Paterson, M., Davies, D., Doubt, L. & Law, M. (1999). Validity and community utility of the Canadian Occupational Performance Measure. Canadian Journal of Occupational Therapy, 67 (1), 22-29

McGlynn, S.M. & Schacter, D.L. (1989). Unawareness of deficits in neuropsychological syndromes. Journal of Clinical and Experimental Neuropsychology, 11, 143-150

Mew, M.M. & Fossey, E. (1996). Client-centred aspects of clinical reasoning during an initial assessment using the Canadian Occupational Performance Measure. Australian Occupational Therapy Journal, 43, 155-166

Mentrup, C. (2000). Modell menschlicher Betätigung (Model of Human Occupation) nach Gary Kielhofner. In K. Minkwitz (Hrsg.) (2000). Ergotherapeutische Dokumentation in der Neurologie. Idstein: Schulz-Kirchner, 53-73

Michal, C. (1996). Neuropsychologisches Befundsystem für die Ergotherapie. Berlin und Heidelberg: Springer

Michalos, A.C. (1979). Life changes, illness and personal life satisfaction in a rural population. Soc Sci Med, 13A (2): 175-181

Minkwitz, K. (Hrsg.) (2000). Ergotherapeutische Dokumentation in der Neurologie. Idstein: Schulz-Kirchner.

Minkwitz, K. (2000). Evaluation und Dokumentation senso-motorischer Störungen. In K. Minkwitz (Hrsg.) (2000). Ergotherapeutische Dokumentation in der Neurologie. Idstein: Schulz-Kirchner, 17-40

Minkwitz, K. & Platz, T. (Hrsg.) (2001). Armmotorik nach Schlaganfall. Neue Ansätze für Assessment und Therapie. Idstein: Schulz-Kirchner.

Müller, F. (2001). Assessment und Verlauf von Handfunktionsstörungen. In K. Minkwitz & T. Platz (Hrsg.) (2001). Armmotorik nach Schlaganfall. Neue Ansätze für Assessment und Therapie. Idstein: Schulz-Kirchner, 113-120

Nicholas, M.K. (1989). The pain self-efficacy questionnaire: Self-efficacy in relation to chronic pain. Paper presented at the BPS Annual conference, St. Andrews, Fife, Scotland

Oakley, F., Kielhofner, G., Barris, R. & Reichler, R. (1986). The Role Checklist. Occupational Therapy Journal of Research, 6, 157-170

Pinkowski, C. (2001). Armfunktionstests auf Disability-Ebene (Fähigkeitsstörungen). In K. Minkwitz & T. Platz (Hrsg.) (2001). Armmotorik nach Schlaganfall. Neue Ansätze für Assessment und Therapie. Idstein: Schulz-Kirchner, 41-67

Pfungst, O. (1907). Das Pferd des Herrn von Osten (Der kluge Hans). Ein Beitrag zur experimentellen Tier- und Menschenpsychologie. Leipzig, Hirzel. 3. Auflage in Lück, H.E. (Hrsg.) (1983) unter dem Titel: Der kluge Hans – ein Beitrag zur nicht-verbalen Kommunikation. Frankfurt am Main: Fachbuchhandlung für Psychologie, Verlagsabteilung

Polatajko, H.J. (1994). Dreams, Dilemmas, and Decisions for Occupational Therapy Practice in a New Millenium: A Canadian Perspective. American Journal of Occupational Therapy, 48 (7), 590-594

Pollock, N. (1993). Client-Centred Assessment. American Journal of Occupational Therapy, 47 (4), 298-301

Pollock, N., Baptiste, S., Law, M., McColl, M.A., Opzoomer, A., Polatajko, H. (1990). Occupational Performance Measures: A Review Based on the Guidelines for the Client-centred Practice of Occupational Therapy. Canadian Journal of Occupational Therapy, 57 (2), 77-81

Pollock, N., McColl, M.A., Carswell, A. (1999). The Canadian Occupational Performance Measure. In T. Sumsion (Ed.) (1999a). Client-Centred Practice in Occupational Therapy. A Guide to Implementation. Edinburgh, London, New York: Churchill Livingstone, 103-114

Rogers, C.R. (1991). Die nicht-direktive Beratung. Counseling and Psychotherapy. 6. Auflage. Frankfurt am Main: Fischer Taschenbuch

Rosenthal, R. (1976). Experimenter effects in behavioral research. 2., überarbeitete Auflage. New York: Irvington Publishers

Salamy, M., Simon, S. & Kielhofner, G. (1993). Assessment of Communication & Interaction Skills. MOHO Clearinghouse, Department of Occupational Therapy, University of Ilinois at Chicago (Dt. Übersetzung: C. Mentrup, 1997)

Sanford, J., Law, M., Swanson, L. & Guyatt, G. (1994). Assessing clinically important change as an outcome in rehabilitation in older adults. Vortrag, gehalten beim Kongress der American Society on Aging, San Francisco

Schlee, J. (1998). Kollegiale Beratung und Supervision in Unterstützungs- und Selbsthilfegruppen. Hagen: FernUniversität

Sewell, L. & Singh, S.J. (2001). The Canadian Occupational Performance Measure: is it a Reliable Measure in Clients with Chronic Obstructive Pulmonary Disease. British Journal of Occupational Therapy, 64 (6), 305-310

Smith, N., Kielhofner, G. & Watts, J. (1986). The Relationship between Volition, Activity Pattern, and Life Satisfaction in the Elderly. American Journal of Occupational Therapy, 40, 278-283

Stanton, S., Kramer, C. & Thompson-Franson, T. (1997b). Linking Concepts to a Process for Organizing Occupational Therapy Services. In CAOT (1997). Enabling Occupation: an Occupational Therapy Perspective. Ottawa, ON: CAOT Publications ACE, 95-137

Stanton, S., Thompson-Franson, T. & Kramer, C. (1997a). Linking Concepts to a Process for Working with Clients. In CAOT (1997). Enabling Occupation: an Occupational Therapy Perspective. Ottawa, ON: CAOT Publications ACE, 57-94

Sumsion, T. (Ed.) (1999a). Client-Centred Practice in Occupational Therapy. A Guide to Implementation. Edinburgh, u.a.: Churchill Livingstone

Sumsion, T. (1999b). Overview of client-centred practice. In T. Sumsion (Ed.) (1999a). Client-Centred Practice in Occupational Therapy. A Guide to Implementation. Edinburgh, u.a.: Churchill Livingstone, 1-14

Toomey, M., Nicholson, D., Carswell, A. (1995). The clinical utility of the Canadian Occupational Performance Measure. Canadian Journal of Occupational Therapy, 62 (5), 242-249

Townsend, E. (1998). Occupational Therapy language: Matters of respect, accountability and leadership. Canadian Journal of Occupational Therapy, 65 (1), 45-49

Tryssenaar, J., Jones, E.J. & Lee, D. (1999). Occupational performance needs of a shelter population. Canadian Journal of Occupational Therapy, 66 (4), 188-196

Urbanowski, R. & Vargo, J. (1994). Spirituality, daily practice, and the occupational performance model. Canadian Journal of Occupational Therapy, 61 (2), 88-94

Ward, G.E., Jagger, C. & Harper, W.M.H. (1996). The Canadian Occupational Performance Measure: what do users consider important? British Journal of Therapy and Rehabilitation, 3 (8), 448-452

Ware, J.E. & Sherbourne, C.D. (1992). The MOS 36-item short-form health survey (SF-36). I. Conceptual framework and item selection. Medical Care, 30 (6), 473-483

Waters, D. (1995). Recovering from a depressive episode using the Canadian Occupational Performance Measure. Canadian Journal of Occupational Therapy, 62 (4), 278-282

Weber, B. & Heil, G. (1999). Ein neuer Weg in der Zielfindung. Eine Analyse des Zielfindungsprozesses in der Ergotherapie im Fachbereich Neurologie: Inwieweit ist die Anwendung des Canadian Occupational Performance Measure (COPM) für die Formulierung von ergotherapeutischen Behandlungszielen in Deutschland von Nutzen? Diplomarbeit der Hogeschool Limburg. Eigenverlag, Edition Vita activa: Langenhagen

WHO (1999). International Classification of Functioning and Disability (ICIDH-2 Beta-2 Draft). Geneva

WHO (2000). Draft Report of the Revision Meeting of the ICIDH-2. World Health Organisation (WHO) (Prefinal Draft) in Madrid, Spain, 16-18 November 2000. Zit. mit freundlicher Genehmigung der WHO

WHO (2001). International Classification of Functioning and Disability (ICF). Geneva

Wilkins, S., Pollock, N., Rochon, S. & Law, M. (2001). Implementing client-centred practice: why is it so difficult to do? Canadian Journal of Occupational Therapy, 68 (2), 70-79

Wolfson, L., Whipple, R., Amermann, P. & Tobin, J.N. (1990). Gait Assessment in the Elderly. A Gait Abnormality Rating Scale and its Relation to Fails. Journal of Gerontology, 45, 12-19

Wood-Dauphinee, S.L., Opzoomer, A., Williams, J.I., Marchand, B. & Spitzer, W.O. (1988). Assessment of global function: the Reintegration to Normal Living Index. Archives of Physical Medicine and Rehabilitation, 69 (8), 583-590

Anhang

Verzeichnis der Abkürzungen

Abb.	Abbildung
ADL	Activities of Daily Living / Aktivitäten des täglichen Lebens
BGM	Bundesgesundheitsministerium
CAOT	Canadian Association of Occupational Therapists / Kanadischer Verband der Ergotherapeuten
CMOP	Canadian Model of Occupational Performance / Kanadisches Modell (der Betätigungs-Performanz)
COPM	Canadian Occupational Performance Measure
DNHW	Department of National Health and Welfare / Kanadisches Ministerium für Gesundheit und Soziales
DVE	Deutscher Verband der Ergotherapeuten e.V.
etc.	et cetera
evtl.	eventuell
i.A.	im Allgemeinen
IADL	Instrumental Activities of Daily Living / Instrumentelle Aktivitäten des täglichen Lebens
ICF	International Classification of Functioning, Disability and Health
i.d.R.	in der Regel
i.e.S.	im eigentlichen Sinne
i.R.	im Rahmen
i.S.	im Sinne
K	Klient
MOHO	Model of Human Occupation
NKM	Neurologisches Krankenhaus München
o.a.	oben angeführt
OP	Occupational Performance / Betätigungs-Performanz
OPI(s)	Occupational Performance Issue(s) / Betätigungs-Performanz-Belange
OPP	Occupational Performance Process
OPPM	Occupational Performance Process Model
PADL	Personal Activities of Daily Living
s.	siehe
S.	Seite
sog.	so genannte/r/s

T	Therapeut
u.a.	unter anderem
u.E.	unseres Erachtens
Übers. d. A.	Übersetzung der Autorin
v.a.	vor allem
Verf.	Verfasser
vgl.	vergleiche
WHO	World Health Organization / Weltgesundheitsorganisation
z.T.	zum Teil

Verzeichnis der Abbildungen

Glossar

Absteigender Ansatz (Top-down approach)
Vorgehensweise in → Assessment und Therapie, die den Bedarf nach therapeutischer Intervention zunächst auf der Ebene von Teilhabe bzw. Aktivitäten der ICF abklärt. Die Arbeit an → Performanz-Komponenten oder Veränderung von Umweltbedingungen wird nach diesem Ansatz nur nötig, wenn sie auf dieser höheren Ebene aus Sicht des Einzelnen alltagsrelevante Beeinträchtigungen verursachen.

Aktivität (activity)
Grundeinheit einer → Aufgabe

Algorithmus
Entscheidungsbaum

Artefakte
Nichtvalide Untersuchungsergebnisse, die durch unterschiedliche Fehlereinflüsse im Forschungsprozess oder Fehlschlüsse innerhalb üblicher Interpretationsrahmen verursacht sind.

Assessment
Prozess der Erhebung und Sammlung genauer und klinisch relevanter Informationen in Bezug auf die persönliche Situation eines Individuums sowie dessen Potenzial, Fähigkeiten und Bedürfnisse. A. dient dazu, entweder (während dieses Prozesses genauer bestimmte) Bereiche der Betätigungs-Performanz zu verbessern oder um das Outcome von Therapie bzw. bestimmter Interventionen zu überprüfen und zu messen (Hagedorn, 2000, S. 309).

Aufgabe (task)
Menge auf ein Ziel gerichteter → Aktivitäten. Vgl. auch → Betätigung

Barrieren (des Klienten, Therapeuten)
Umweltbedingungen, die Betätigung des Klienten erschweren oder es dem Therapeuten erschweren, Betätigung zu ermöglichen (z.B. knappe zeitliche Ressourcen)

Betätigung (occupation)
„Gruppen von Aktivitäten und Aufgaben des täglichen Lebens, die benannt und organisiert sind und die ihren Wert und ihre Bedeutung erhalten durch Individuen und eine Kultur; B. ist alles was Menschen tun, um sich zu betätigen, einschließlich sich selbst zu versorgen

(Selbstversorgung), das Leben zu genießen (Freizeit) und zur sozialen und wirtschaftlichen Struktur einer Gemeinschaft beizutragen (Produktivität); (Betätigung ist) das Hauptanliegen und therapeutische Medium der Ergotherapie.“ (CAOT, 1997, S. 181, Übers. d. A.)

Betätigungs-Performanz (occupational performance)
„die Fähigkeit, sinnvolle kulturell bedingte und altersentsprechende Betätigungen auszuwählen, zu organisieren und zufriedenstellend auszuführen, um sich selbst zu versorgen, Freude am Leben zu haben und zum sozialen und ökonomischen Gefüge einer Gemeinschaft beizutragen.“ (CAOT, 1997, S. 30, zit. nach Law et al., 1999, S. 157)

Betätigungs-Performanz-Anliegen (occupational performance issues (OPIs) / occupational performance problems)
Tätigkeiten, deren Ausführung für den Klienten nicht, erschwert oder nicht zufrieden stellend gelingt und an denen er möglicherweise etwas verändern möchte, um seine → Betätigungs-Performanz zu verbessern. B. können auch eine Beschreibung einer aus Sicht des Klienten schwierigen Situation oder eines Zustands sein, welcher für ihn seine Betätigungs-Performanz beeinträchtigt.

Betätigungs-Performanz-Belange (occupational performance issues (OPIs) / occupational performance problems)
→ Betätigungs-Performanz-Anliegen

Betätigungs-Performanz-Probleme (occupational performance problems)
→ Betätigungs-Performanz-Anliegen

Betätigungsverhalten (occupational behaviour)
Alles was ein Mensch in einer bestimmten Phase seines Lebens tut mit dem Ziel bzw. Inhalt der Selbstversorgung, Produktivität oder Freizeit. Entweder weil er es muss, möchte oder weil es von ihm erwartet wird.

COPM-Ziele
Die ein bis fünf wichtigsten → Performanz-Anliegen, die der Klient auf die Frage nach seinen Zielen für die ergotherapeutische Behandlung oder den Klinikaufenthalt nennt.

Evaluation
Überprüfung der Wirksamkeit einer Maßnahme, z.B. Ergotherapie

Implementierung
Einführung

Indikatoren
Konkrete Handlungsanweisungen zur Messung eines → Konstrukts, die in der letzten Stufe des Prozesses der → Operationalisierung gewonnen werden.

Inhaltsvalidität
Expertenmeinung darüber, ob ein Messinstrument in der Lage ist, die gesamte Bandbreite eines hypothetischen → Konstrukts zu erfassen.

Interrater-Reliabilität
Bezeichnet die Genauigkeit, mit der ein Messinstrument ein Merkmal bei wiederholter Anwendung durch verschiedene Therapeuten/Untersucher misst.

Interview, halbstrukturiertes
→ s. Interview, teilstandardisiertes

Interview, teilstandardisiertes
Interviewformen mit teils offenen, teils geschlossenen Fragen, bei denen der Inhalt der Befragung und z.T. die Reihenfolge der Fragen in etwa vorgegeben sind, oft durch einen Interview-Leitfaden.

Item
Zu beurteilender Sachverhalt in einer Skala (z.B. die Tätigkeit „Sich anziehen" in einer ADL-Skala), Aufgabe in einem Test oder Frage bzw. Aussage in einem Fragebogen.

Klient
Je nach individuellem Kontext der Patient und/oder seine Bezugspersonen und/oder seine Umwelt, die Ergotherapie in Anspruch nehmen.

Klinisches Reasoning
Kognitive Prozesse der Informationsverarbeitung, Problemlösung, Beurteilung und Entscheidungsfindung, die von Therapeuten genutzt werden, wenn sie Merkmale einer individuellen Situation identifizieren und interpretieren, um ein Problem zu diagnostizieren und Behandlungsziele und Intervention zu planen. (Hagedorn, 2000, S. 132, zit. nach Gede et al., 2001)

Konstrukt, (hypothetisches)
Ein (wissenschaftlicher) Begriff, der sich auf eine nicht unmittelbar beobachtbare Größe bezieht. Bsp.: Intelligenz, das Unbewusste, → Betätigungs-Performanz.

Konstruktvalidität
„Ein Test ist konstruktvalide, wenn aus dem zu messenden Zielkonstrukt [z.B. Betätigungs-Performanz] Hypothesen ableitbar sind, die anhand der Testwerte bestätigt werden können." (Bortz & Döring, 2002, S. 200). Im Zuge der → Validierung des COPM wurde beispielsweise die Hypothese aufgestellt, dass mit Veränderungen der Funktion von oberer Extremität und Hand eine Veränderung der subjektiv erlebten Betätigungs-Performanz einhergehen würde.

Kriteriumsvalidität
„Liegt vor, wenn das Ergebnis eines Tests zur Messung eines latenten Merkmals bzw. → Konstrukts [z.B. Betätigungs-Performanz] mit Messungen eines korrespondierenden manifesten Merkmals bzw. Kriteriums übereinstimmt [z.B. mit den Ergebnissen anderer standardisierter Messinstrumente, die etwas Ähnliches erfassen wie Betätigungs-Performanz]." (Bortz & Döring, 2002, S. 199 f.)

Objektivität (eines Assessment-Instruments)
Anwenderunabhängigkeit; Ausmaß, in dem ein Assessment-Instrument in Durchführung, Auswertung und Interpretation unabhängig von dem (Therapeuten) ist, der es anwendet.

Operationalisierung
Erstellung von Messvorschriften für einen bestimmten sprachlichen Ausdruck, z.B. Intelligenz, → Betätigungs-Performanz. In der letzten Stufe des Operationalisierungsprozesses werden konkrete Handlungsanweisungen zur Messung gewonnen, sog. → Indikatoren.

Outcome
Ergebnis der Therapie. Als „Service Outcome" bezeichnet die CAOT (1997) das Ergebnis der Therapie für den Klienten, d.h. die Tätigkeiten, die er nach Inanspruchnahme ergotherapeutischer Dienstleistung wieder kann. „Societal Outcome" der Ergotherapie wären die Auswirkungen, die das Service Outcome für die Gesellschaft hat, also z.B. die Tatsache, dass ein Mensch, der durch Ergotherapie wieder befähigt wird zu arbeiten, kein Kranken- oder Pflegegeld mehr benötigt.

Outcome, angestrebtes (targeted outcomes / targeted service outcomes
Vereinbarung zwischen Klient und Therapeut darüber, was der Klient zum Abschluss der Ergotherapie können wird. Das angestrebte Outcome wird i.d.R. noch in → Teilziele (service objectives) unterteilt.

Paraphrasieren, einfaches
Sinngemäßes Wiederholen der Aussagen des Klienten, i.d.R. verbunden mit der Nachfrage, ob sie so richtig verstanden wurden.

Paraphrasieren, gliederndes
→ s. Paraphrasieren, strukturierendes

Paraphrasieren, strukturierendes
Sinngemäßes Wiederholen längerer oder mehrerer Aussagen des Klienten, wobei einzelne Teile dieser Aussagen geordnet oder in eine Beziehung zueinander gesetzt werden könnten (z.B. „erstens – zweitens“ oder „wichtiger als .... erscheint Ihnen momentan ....“)

Performanz-Anliegen
Alle Tätigkeiten, die der Klient als Antwort auf die Frage nach seinen Problemen bzw. Schwierigkeiten im Alltag benennt oder spontan als erschwert oder nicht zufrieden stellend bzgl. ihrer Ausführung identifiziert. Alle Performanz-Belange, die nicht primär das Aufgabengebiet der Ergotherapie betreffen, werden als „Ziele in anderen Abteilungen“ bezeichnet.

Performanz-Belange
→ s. Performanz-Anliegen

Performanz-Komponenten (performance components / components of performance)
„Affektive, kognitive oder physische Performanz von Individuen“ (CAOT, 1997, S. 180, Übers. d. A.). In der vorliegenden Arbeit alle Anliegen, die der Klient nicht in Bezug zu einer konkreten, für ihn sinn- und bedeutungsvollen Tätigkeit bringen und so konkretisieren kann, dass sie bei der zweiten Erhebung noch beurteilbar sein werden. Z.B. ‚Schmerzen‘, ‚Arm soll wieder besser funktionieren‘, ‚Keine Kraft‘, ‚Besser spüren‘, ‚Gehen‘ etc.

Performanz-Probleme
Tätigkeiten, bei deren Ausführung der Klient Probleme hat. Im Gegensatz zu → Performanz-Anliegen können P. auch objektiv, d.h. z.B. vom Therapeuten, festgestellt werden. Sie müssen keine Performanz-Anliegen des Klienten darstellen.

Priorisierung
Bewertung nach Wichtigkeit

Reliabilität
„Zuverlässigkeit“ eines Messinstruments, d.h. die Genauigkeit mit dem es ein Merkmal bei wiederholter Anwendung misst, ohne Berücksichtigung, ob es wirklich das misst, was es zu messen vorgibt (→ Validität).

Response set
Vom Inhalt einer Frage unabhängige Tendenzen von Befragten, in eine bestimmte Richtung hin zu antworten, im COPM z.B. bei der Bewertung von Wichtigkeit, Performanz oder Zufriedenheit auf der Skala von eins bis zehn Mittel- oder Extremkategorien zu bevorzugen.

Ressourcen (des Klienten, Therapeuten)
Umweltbedingungen des Klienten und/oder Therapeuten, die dazu beitragen oder genutzt werden können, um Performanz-Belange des Klienten zu lösen. Z.B. zeitliche Ressourcen des Therapeuten, Ausstattung der Therapieabteilung oder Bezugspersonen des Klienten, die ihn bei ihm wichtigen Tätigkeiten unterstützen können.

Retest-Reliabilität
Bezeichnet die Genauigkeit, mit der ein Messinstrument ein Merkmal bei wiederholter Anwendung durch denselben Therapeuten bzw. Untersucher misst.

Sensitivität
Fähigkeit eines Messinstruments, Veränderungen in Bezug auf das zu messende Merkmal zu erfassen.

Soziale Erwünschtheit (social desirability)
Tendenz, beispielsweise bei Befragungen vorrangig solche Aussagen zu machen, von denen angenommen wird, dass sie mit gesellschaftlichen Normen oder den Erwartungen des Interviewers konform gehen.

Standardisierung (eines Messinstruments)
Vereinheitlichung und Festlegung des Durchführungs- und des Auswertungsmodus eines Messinstruments, welche seine → Objektivität gewährleisten sollen.

Stärken (des Klienten, Therapeuten)
Affektive, kognitive und physische Performanz-Komponenten, die dazu beitragen können, Performanz-Belange zu lösen. Z.B. Motivation des Klienten für ein bestimmtes Ziel und fachliche Kompetenz des Therapeuten.

Tätigkeit
In dieser Arbeit verwendeter Sammelbegriff für alle → Aktivitäten, →

Aufgaben und → Betätigungen, die Menschen ausführen müssen, möchten oder die von ihnen erwartet werden. Wird stellvertretend auch für einen dieser Begriffe verwendet.

Teilziele (service objectives)
Von Klient und Therapeut vereinbarte, überprüfbare Teilschritte hin auf ein → angestrebtes Outcome.

Validieren / Validierung der Performanz-Belange (Validating Occupational Performance Issues)
Der Therapeut vergewissert sich, die → (wichtigsten Betätigungs-) Performanz-Belange oder → COPM-Ziele des Klienten richtig verstanden zu haben, bevor er sie aufschreibt. Die wichtigste Technik hierzu ist das → Paraphrasieren.

Validierung
1. Prozess, durch den versucht wird, die Validität eines Instruments zu überprüfen;
2. Teilweise auch gleichbedeutend verwendet wie Validität;
3. → Validierung der Performanz-Belange.

Validität
Gültigkeit eines Messinstruments, d.h. Ausmaß in dem es das misst, was es zu messen vorgibt. Ein Messinstrument kann und sollte auf verschiedene Arten validiert werden, z.B. durch eine Einschätzung der → Inhaltsvalidität, Überprüfung von → Konstruktvalidität, → Kriteriumsvalidität etc.

Stichwortverzeichnis